Dr. med. Thomas Weiss

Die 100 wichtigsten Fragen

Fibromyalgie

Alles, was Sie rund um
die Krankheit und ihre
Behandlungsmöglichkeiten
wissen sollten – kompetent
und übersichtlich

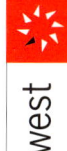

südwest

Inhalt

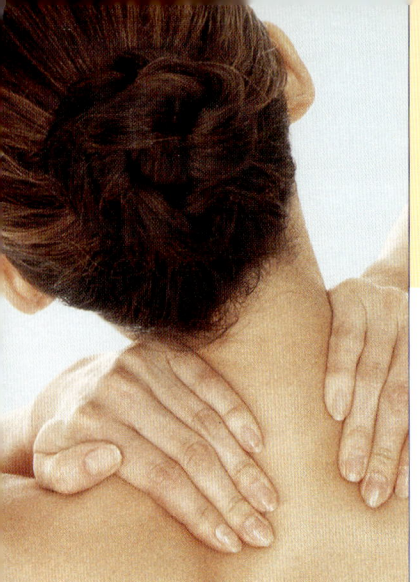

Wahrscheinlich ist Fibromyalgie eine unglückliche Verkettung von fehlgesteuerten Regelkreisen.

Fibromyalgie kann man weder aufgrund von Laborwerten noch durch andere technische Untersuchungen (z. B. Röntgen, Ultraschall, Computertomografie) diagnostizieren.

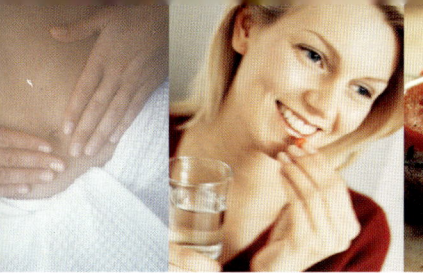
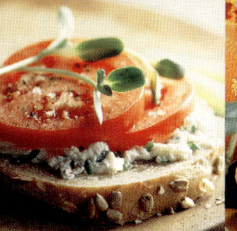
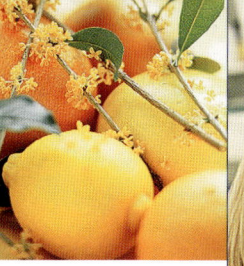
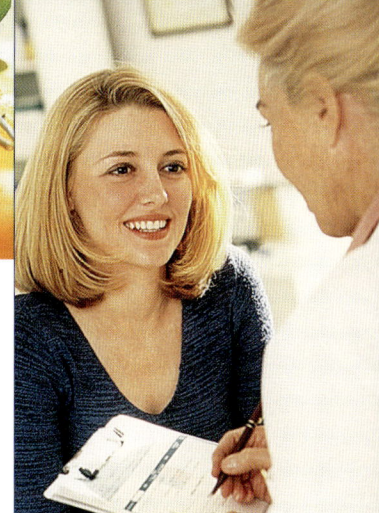

Es hat sich gezeigt, dass die langfristige Umstellung der Ernährung auf vollwertige, vitamin- und mineralienreiche Kost bei der Fibromyalgie-behandlung äußerst erfolg-reich ist.

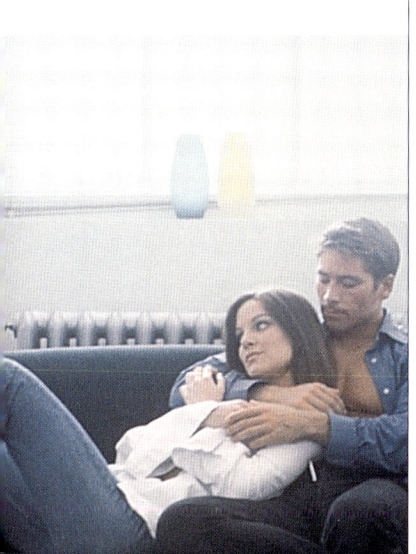

Eine Fibromyalgie ist eine große Belas-tung für die Partnerschaft – viel Ver-ständnis füreinander ist jetzt gefragt.

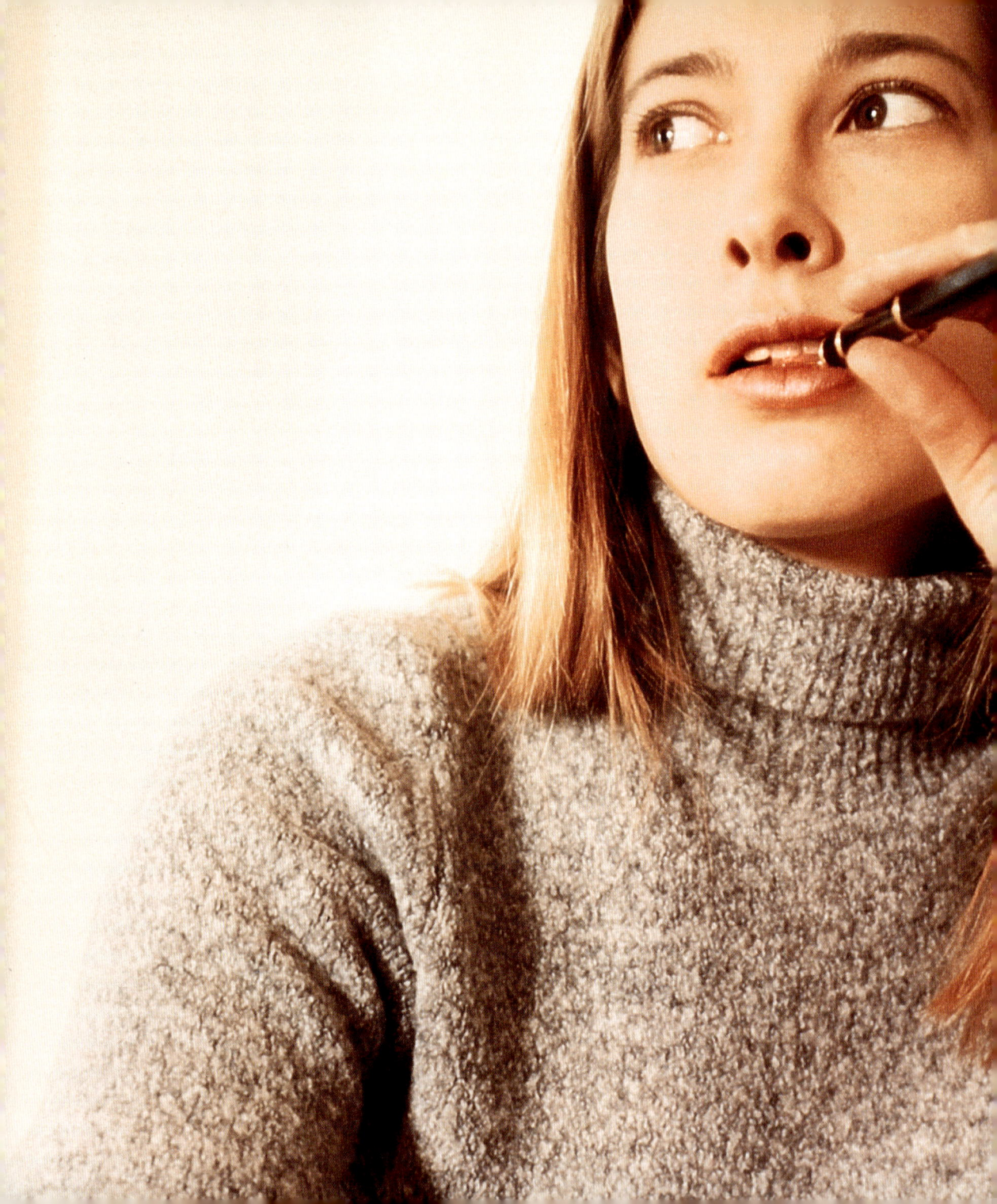

Viele brennende Fragen

Dieses Buch richtet sich an Menschen, die an Fibromyalgie erkrankt sind, und an diejenigen, die sich über die Krankheit als Angehörige, Freunde oder Interessierte im Detail informieren möchten. Das Leben mit einer so folgenreichen Erkrankung bringt viele Beschwerden, Einschränkungen und vor allem viele Fragen mit sich: Fragen zu Symptomen, Schmerzen, Behandlungsmethoden, Medikamenten, Dauer und Heilbarkeit der Krankheit, Berentung u. v. a. m. Auf all diese brennenden Fragen versuche ich hier eine Antwort zu geben. Die Fragen stammen aus vier Quellen: aus der Arbeit mit weit über tausend Fibromyalgiepatienten in meiner Praxis, aus Briefen und E-mails, die ich täglich erhalte, aber auch aus den Fragen, die mir Betroffene bei Vorträgen stellen, sowie aus der intensiven Zusammenarbeit mit Selbsthilfegruppen.

Zum Aufbau des Buchs

Je nach Interesse empfehle ich die Lektüre meiner beiden ersten Bücher über grundsätzliche Fibromyalgieprobleme und das Selbsthilfeprogramm (siehe »Literatur« Seite 95), da ich nicht deren Inhalt hier nochmals wiederholen kann. Um jedoch dem noch wenig informierten Leser den Einstieg zu erleichtern, beginnt jedes Kapitel mit »Basisinformationen«, in denen die wichtigsten Fakten erläutert sind. Das Buch ist daher auch für sich allein lesbar und verstehbar, und Sie können die Fragen oder Themen zuerst lesen, die Sie am meisten interessieren.

Ein großes und bisher ungelöstes Problem ist die rechtliche Einschätzung der Fibromyalgie. Da diese Thematik außerordentlich komplex ist, beantworte ich sie zusammenhängend in einem Kapitel – ohne dazu die einzelnen Fragen von Betroffenen aufzuführen.

Dr. med. Thomas Weiss

Fibromyalgie ist eine Mischung aus verschiedenen Beschwerden. Man spricht daher in der Medizin korrekterweise von einem Fibromyalgie-Syndrom. Aus Gründen der Vereinfachung wird hier jedoch die kürzere Bezeichnung »Fibromyalgie« verwendet. Aus demselben Grund wird auch immer nur neutral von »Patient« gesprochen, obwohl die Fibromyalgie vorwiegend Frauen betrifft.

Ursachen und Zusammenhänge

Die Fibromyalgie ist eine Krankheit mit einer verwirrenden Beschwerdenvielfalt. Es gibt keine konkrete einzelne Ursache. Fibromyalgie entsteht aus vielen Faktoren, die bei jedem Betroffenen unterschiedlich und mit verschiedenen Folgen zusammenwirken. Wahrscheinlich ist die Krankheit eine unglückliche Verkettung von fehlgesteuerten Regelkreisen.

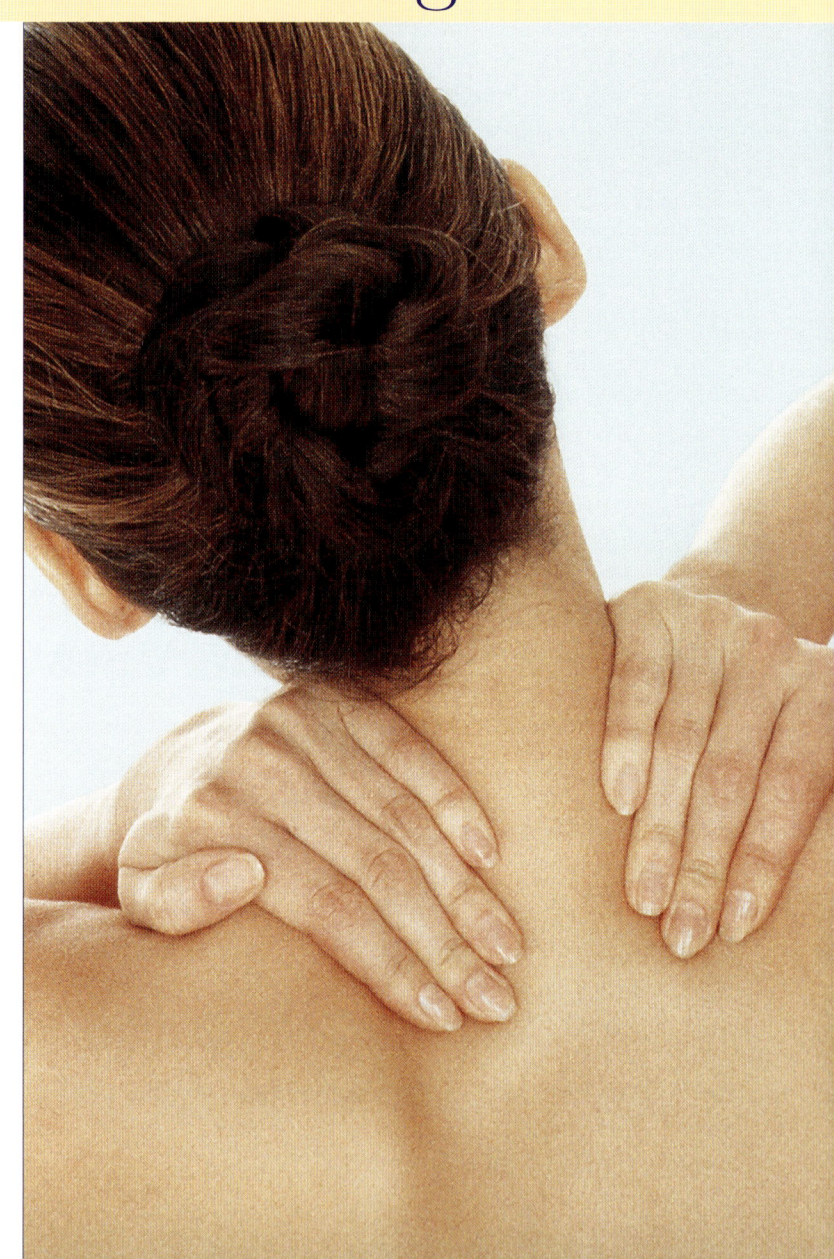

Basisinformationen zur Krankheit Fibromyalgie

Unter Fibromyalgie versteht man ein komplexes Krankheitsbild mit vielen Facetten. Vier Symptomengruppen bilden den Kern der Beschwerden:

☐ Schmerzen »überall«: Neben den obligaten Rückenschmerzen leiden die Betroffenen auch an Schmerzen in Armen und Beinen, die sich charakteristischerweise nach körperlicher Anstrengung deutlich verstärken, häufig auch erst in der folgenden Nacht bzw. am nächsten Tag auftreten.

☐ Erschöpfung, Abgeschlagenheit, Müdigkeit und fehlende Erholung durch den nächtlichen Schlaf.

☐ So genannte vegetative Beschwerden: funktionelle Atembeschwerden, Herzrasen, Herzklopfen, Reizblase, Schmerzen bei der Periode, Taubheitsgefühle, Zittern, Kloßgefühl im Halsbereich, Magen-Darm-Störungen mit Völlegefühl, Sodbrennen, Blähungen, Durchfall, Verstopfung, kalte Hände und Füße, Schweißneigung der Hände, trockener Mund, Schwindel, Benommenheit und Wassereinlagerungen (Ödeme) u. a. m.

☐ Zahlreiche seelische Beschwerden: Konzentrationsschwäche, Nachlassen der geistigen Leistungsfähigkeit, Depressionen und Ängste.

Der Verlauf der Krankheit

Fibromyalgie ist ein häufiges Krankheitsbild. Etwa ein bis drei Prozent der Bevölkerung leidet darunter. Die große Mehrzahl davon, ca. 90 Prozent, sind Frauen im mittleren Lebensalter. Im Allgemeinen beginnen die Beschwerden zwischen dem 30. und 50. Lebensjahr. Der Beginn ist meist schleichend. Rückenschmerzen oder Schmerzen im Nacken-Schulter-Bereich bilden den Anfang. Diese Beschwerden kommen und gehen phasen-

Seit einigen Jahren kommen immer Menschen mit Beschwerden zum Arzt, die dieser kaum einer bekannten Krankheit zuordnen kann. Oft erst nach langer Zeit wird dann eine Fibromyalgie diagnostiziert. Bei dieser Krankheit stehen meist die ausgedehnten Schmerzen im Vordergrund. Hinzu kommen dann bei vielen Patienten noch Erschöpfung, vegetative und seelische Beschwerden.

weise. Im Verlauf von einigen Jahren breiten sich die Schmerzen langsam über den gesamten Körper aus. Zunehmend stellen sich dann die oben genannten vegetativen Beschwerden und Schlafstörungen ein. Schließlich folgen zahlreiche seelische Beeinträchtigungen, vor allem Depressivität. Zum Schluss möchte man sich nur noch zurückziehen. Die Arbeit fällt schwer, und große Menschenansammlungen werden gemieden. Dementsprechend kommt es zu vielfachen sozialen Problemen vor allem im Zusammenhang mit Arbeitsunfähigkeit und Rentenwunsch. Das Vollbild der Fibromyalgieerkrankung liegt dann meist um das 50. Lebensjahr oder etwas später vor.

Langer Weg bis zur richtigen Diagnose

Da die Erkrankung noch wenig bekannt ist, wird die richtige Diagnose derzeit im Durchschnitt erst nach sieben Krankheitsjahren gestellt. Dabei spielt eine Rolle, dass »objektive« Befunde wie Laborwerte oder bildgebende Verfahren (Röntgen, Ultraschall) unauffällig sind. Die Diagnose muss klinisch, d. h. bei einer Befragung und Untersuchung durch einen entsprechend erfahrenen Arzt, gestellt werden. Die lange Diagnoseverzögerung hat mehrere ungünstige Folgen. Vor allem ist es für die Betroffenen eine Qual, unter rätselhaften Schmerzen zu leiden, ohne dass sich hierfür irgendein Grund finden lässt. Sie werden nicht selten als Simulanten oder überempfindlich abgestempelt. Geraten diese Patienten dann in ein Stimmungstief, werden ihre Beschwerden oft als seelisch bedingt abgetan.

Oft irreführende Diagnostik

Gleichzeitig wird in den meisten Fällen großer, jedoch unnötiger Aufwand bei der Diagnostik betrieben. Bei manchen Patienten wird praktisch jedes Gelenk einmal geröntgt. Da Fibromyalgie ohne strukturelle Veränderung des Körpers einhergeht, ergeben all diese Untersuchungen nichts. Manchmal führt der

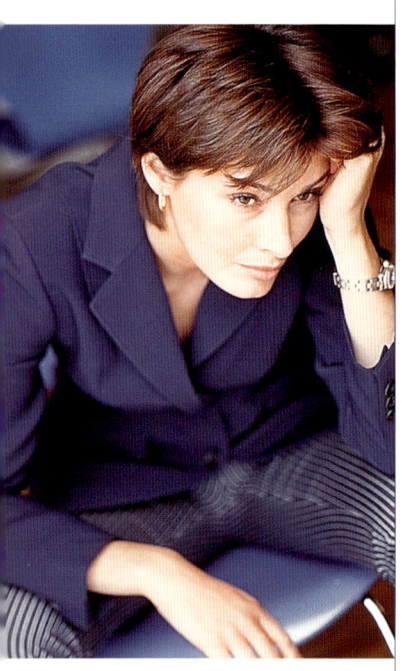

Die meisten Fibromyalgiepatienten verbringen bis zur endgültigen Diagnosestellung sehr viel Zeit in den verschiedensten Arztpraxen.

diagnostische Aufwand in die Irre, da die Beschwerden auf Veränderungen zurückgeführt werden, die rein zufällig entdeckt werden: Jenseits des 30. Lebensjahrs gibt es praktisch keine unauffällige Wirbelsäule beim Röntgen.

Keine Hoffnung auf Heilung?

Ist die richtige Diagnose ermittelt, stellt das für die Patienten eine große Erleichterung dar. Endlich wurde eine Bezeichnung für das bisher namenlose Elend gefunden. Doch damit ist der Leidensweg nicht zu Ende. Vielfach erfährt man, dass es gegen diese Beschwerden kein Heilmittel gäbe, man müsse mit diesen Schmerzen leben und könne allenfalls durch Medikamente eine gewisse Erleichterung erzielen.

Unzureichende Behandlung

Nun beginnt in der Regel eine lange Suche nach der richtigen Therapie. Verschiedene Fachärzte, Kliniken, Universitäten, Heilpraktiker oder zuletzt »Wunderheiler« werden in der Hoffnung konsultiert, Hilfe zu erhalten. Vielfach wird die Zuversicht auf eine wirksame Unterstützung gegen die Leiden nicht erfüllt. Die Symptome bleiben hartnäckig bestehen. Infolge von unzureichender Behandlung stellt sich bei nicht wenigen Enttäuschung und Resignation ein. Ist man berufstätig, entsteht der Wunsch nach einem Ausscheiden aus dem Berufsleben.

Inzwischen ist zwar der Begriff »Fibromyalgiesyndrom« weltweit eingeführt, man hört oder liest aber trotzdem immer wieder auch andere Begriffe für diese Erkrankung: generalisierte Tendomyopathie, polytope Tendomyopathie, myofasziales Schmerzsyndrom, polytope Insertionstendopathie oder Myotendopathie.

Es geht aber auch anders

Durch eine Verbindung von Behandlung und Selbsthilfe lässt sich diese Entwicklung meist verhindern. Zwar ist es nicht immer möglich, alle Beschwerden zu heilen, eine Schmerzlinderung und eine Verbesserung des Allgemeinbefindens sind meist erreichbar. Dann kann man sagen: »So lässt sich wieder leben!«

Fragen und Antworten

Ist Fibromyalgie überhaupt heilbar?

Ich war zum ersten Mal in einer Selbsthilfegruppe. Dort ging es allen Teilnehmern schrecklich schlecht. Seit dieser Zeit fühle ich mich sehr deprimiert. Gibt es eigentlich bei Fibromyalgie gar keine Hoffnung? Ist die Erkrankung überhaupt heilbar?

Dr. Weiss In Selbsthilfegruppen sammeln sich naturgemäß vor allem Betroffene, die besonders stark unter der Erkrankung leiden. Man darf daher nicht von den Mitgliedern der Selbsthilfegruppen auf alle anderen Erkrankten schließen.

Nicht unheilbar Generell kann man sagen, dass Fibromyalgie derzeit (noch) meist bedeutet, über Jahre unter Schmerzen und anderen Beschwerden zu leiden. Die Behandlung ist meist schwierig und oft unzureichend. Einfache Lösungen (z. B. nur Medikamente) helfen in aller Regel nicht. Deswegen von einer »Unheilbarkeit« auszugehen ist jedoch unzutreffend.

In gewisser Weise ist die Behandlungssituation vergleichbar mit der der Infektionen in der »Vorantibiotikaära«, als man keine spezifische Maßnahme kannte und gezwungen war, mit vielen unspezifischen Methoden (Klimakuren, Kneippanwendungen usw.) zu arbeiten.

Erfolge möglich Gelingt es die im Kasten genannten Prinzipien in den Alltag zu Hause zu integrieren, sind nachhaltige Erfolge erzielbar. Möglicherweise ist das nicht eine »Heilung« im engeren Sinn, es bedeutet jedoch meist einen Zustand, in dem man gut leben kann. Die Beschwerdefreiheit oder -armut

Pille gegen Fibromyalgie?

Wir verfügen noch nicht über die »Pille« gegen Fibromyalgie. Möglicherweise wird es diese auch nie geben. Aber es gibt bereits gute Behandlungskonzepte, bei denen die Mehrheit der Patienten erhebliche Fortschritte erzielt. Den Behandlungsprogrammen, die derzeit vorwiegend in Kliniken durchgeführt werden, ist gemeinsam, dass sie nicht nur auf ein isoliertes Therapieprinzip setzen. Entspannungsverfahren, Wärme- und Kälteanwendungen, Gymnastik, Muskelaufbau, Ernährungsumstellung, Medikamente, Psychotherapie und andere Verfahren bilden dabei eine Ganzheit.

ist allerdings nur um den Preis eines langfristigen Bemühens zu erreichen. Es ist wie Schwimmen gegen den Strom: Lässt man nach, stellen sich die alten Beschwerden leicht wieder ein.

Wie lange dauert die Krankheit?

Ich habe gelesen, dass die Krankheit mit 62 Jahren verschwindet oder fast verschwindet. Stimmt das? Ich bin allerdings erst Ende 30.

Dr. Weiss Nur wenige Untersuchungen haben sich mit dem langfristigen Verlauf von Fibromyalgie beschäftigt. Dabei zeigte sich, dass sie eine äußerst hartnäckige Erkrankung ist. Gute und schlechte Phasen wechseln sich ab. Verschlechterung wird häufig durch Kälte, Feuchtigkeit, seelische und körperliche Überanstrengung oder auch durch Infekte ausgelöst. Langzeitstudien weisen darauf hin, dass Fibromyalgie meist viele Jahre vorhanden ist. Im Alter lassen vielfach die Beschwerden nach.

Chronischer Verlauf Diese allgemeinen Angaben muss man mit einer gewissen Distanz betrachten. Der chronische Verlauf, den Fibromyalgie heute noch überwiegend nimmt, hat sicher viel mit der unzureichenden Behandlungssituation zu tun. Besserungen treten in jedem Lebensalter auf. Allerdings sind auch Patienten in höherem Alter von den Beschwerden betroffen.

Ist Fibromyalgie erblich?

Ich bin Ende 50 und leide seit zehn Jahren unter einer Fibromyalgie. Seit etwa einem Jahr klagt nun meine 30-jährige Tochter unter fast genau den gleichen Beschwerden, wie sie bei mir am Anfang der Erkrankung vorhanden waren. Ist Fibromyalgie erblich? Wird meine Enkelin das auch bekommen?

Dr. Weiss Fibromyalgie ist eine »junge« Krankheit, die erst vor etwa 20 Jahren zum ersten Mal beschrieben wurde. Selbstverständlich gibt es diese Beschwerden schon viel länger. Wir ken-

Ein integriertes Selbsthilfeprogramm für den Alltag bietet der Ratgeber »Das Fibromyalgie-Programm« von Dr. Weiss, erschienen im Südwest Verlag.

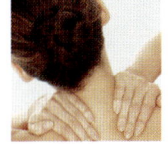

Info

Während sich im stationären Behandlungsbereich relativ zuverlässig Verbesserungen einstellen, ist der anschließende ambulante Bereich nach wie vor ein großes Problem. Hier besteht wohl der größte Handlungs- und Forschungsbedarf.

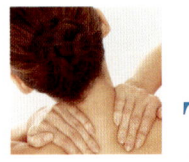

Tipp

Wenn in einer Familie Anzeichen für weitere Erkrankungen sind, bedeutet das nicht, dass alle weiteren weiblichen Mitglieder unweigerlich unter chronischen Schmerzen zu leiden haben. Es ist jedoch sinnvoll, dass man in diesen Familien versucht, besonders bewusst mit dem Körper umzugehen. Das betrifft vor allem Ernährung, Bewegung, Muskelaufbau und ein ausgewogenes Verhältnis von Anspannung und Entspannung.

nen sogar Berichte über diese Beschwerden aus dem Altertum. Da die systematische Forschung jedoch noch nicht weit zurückreicht, fehlen insbesondere Beobachtungen über mehrere Generationen. In den letzten Jahren beobachtete man erstaunt, dass Fibromyalgie gehäuft bei den weiblichen Mitgliedern von Familien vorkommt. Besonders oft sind Mütter und Töchter sowie Schwestern betroffen; Väter und Söhne bzw. Brüder dagegen nur höchst selten. Wie hoch der »Erblichkeitsfaktor« ist, kann man heute noch nicht sagen. Allerdings gibt es Berichte, dass bis zu 60 Prozent der Kranken einen Verwandten ersten Grades mit einer Schmerzerkrankung haben.

Zusammenspiel mehrerer Faktoren Vermutlich ist Fibromyalgie jedoch keine Erbkrankheit im eigentlichen Sinn. Möglicherweise spielen Lebens-, Bewegungs- und Ernährungsgewohnheiten sowie seelische Faktoren oder Infektionen eine genauso wichtige Rolle für die Ausbildung des Krankheitsbilds. Dafür spricht auch, dass nicht selten Paare (Lebenspartner, Ehepaare) gemeinsam unter der Schmerzerkrankung leiden.

Warum »spinnt« der ganze Körper?

Ich bin 43 Jahre alt und leide seit sechs Jahren unter Fibromyalgie. Die erste Zeit hatte ich vor allem Schmerzen in der Wirbelsäule und den Schultern. Seit zwei Jahren habe ich das Gefühl, dass mein ganzer Körper anfängt zu »spinnen«. Meine Periode ist unregelmäßig, ich bekomme Schweißausbrüche und friere dann wieder, Darm und Blase tun, was sie wollen, ich kann nicht mehr schlafen und fühle mich elend und abgeschlagen. Mein Frauenarzt sagt, ich sei noch nicht in den Wechseljahren. Spinne ich, oder was ist mit mir los?

Dr. Weiss Neben den Schmerzen und den Stimmungsschwankungen leiden die meisten Fibromyalgiebetroffenen unter einer Fülle von so genannten vegetativen Störungen. Damit meint man eine Fehlregulation in den Körperfunktionen, die ohne unser bewusstes Eingreifen ganz von alleine ablaufen: Atmung, Verdauung, Kreislauf, Schlaf-wach-Rhythmus, Gleichgewicht usw. werden »automatisch« geregelt. Dabei baut der Körper auf zwei Regelsysteme:

☐ Das Nervensystem, vor allem das so genannte vegetative Nervensystem (Sympathikus und Parasympathikus)

☐ Das hormonelle System; seine Funktion wird von übergeordneten Drüsen im Gehirn (Hypothalamus und Hypophyse) maßgeblich reguliert

Viele Symptome Bei der Fibromyalgie werden nach einiger Zeit beide Systeme in Mitleidenschaft gezogen. Als Folge können die unterschiedlichsten Symptome auftreten: Atemnot, Herzklopfen und -rasen, Blasenbeschwerden, Schmerzen bei der Periode, Kribbeln und Juckreiz der Haut, Kloßgefühl im Hals, Durchfall, Verstopfung, Frieren, Schwitzen, trockene Augen, trockener Mund, Ohrgeräusche, Schwindel, Benommenheit, Wassereinlagerungen u. v. a. m.

Typische Veränderungen Wenn nun im Rahmen der Fibromyalgie Dauerschmerzen den Tag beherrschen, kommt es zu einer typischen Veränderung im Hormonhaushalt. Dauerschmerz und -stress führen bei den Patienten zu einem Anstieg des CRH Corticotropin Releasing Hormone) im Hypothalamus. Der CRH-Anstieg führt zu einer Kaskade von Hormonumstellungen, in deren Folge Wachstumshormon, Schilddrüsenhormon, Sexualhormone, Kortison, Prolaktin u. v. m. erheblich beeinflusst werden. So sind bei Fibromyalgiepatienten ACTH, FSH und Kortisol in Ruhe erhöht und Wachstumshormon, Schilddrüsenhormon und Östrogene erniedrigt. Bei manchen Patienten findet sich fast das Vollbild einer Schilddrüsenunterfunktion (Hypothyreose). Neben den abweichenden Blutspiegeln liegt gleichzeitig ein verändertes Ansprechverhalten der Hormone vor. Kurz, das gesamte hormonelle Gleichgewicht kommt aus den Fugen.

Die Entstehung dieser Beschwerden ist nicht leicht zu erklären. Vermutlich gibt es eine individuelle Disposition für Regulationsstörungen, die immer schon besteht. In der Regel berichten die Betroffenen, dass sie seit der Kindheit oder dem frühen Erwachsenenalter unter einer »vegetativen Labilität« litten. Schwindel, schnelles Erröten, Herzklopfen, Schlaf- und Magen-Darm-Probleme können auf eine solche Neigung hinweisen.

Wahrscheinlich werden diese Erkenntnisse in der Zukunft eine große Rolle für die Therapie spielen, die wir heute jedoch noch nicht überblicken können.

Schmerz wird Krankheit Als Folge der Fehlregulation verändert sich auch die Schmerzverarbeitung. Heute weiß man, dass die Schmerzwahrnehmung entscheidend von der Schmerzverarbeitung des Zentralnervensystems bestimmt wird. Die hormonellen Veränderungen führen dazu, dass Schmerzen intensiver wahrgenommen werden. Nun ist der Teufelskreis geschlossen: Schmerzen führen zu Veränderungen, die die Schmerzwahrnehmung verstärken. So wird Schmerz zur Krankheit!

Kann eine Virusinfektion der Auslöser sein?

Am Beginn meiner Fibromyalgie stand eine Virusinfektion mit dem EBV-Virus. Kann dieses Virus eine Fibromyalgie auslösen?

Dr. Weiss Viele Patienten berichten, dass am Beginn der Erkrankung eine grippeähnliche Symptomatik bzw. eine akute Infektion stand. Hier gibt es Parallelen zum chronischen Erschöpfungssyndrom (CFS), bei dem dies die Regel ist. Es stellt sich daher die Frage, ob Fibromyalgie eine Folgeschädigung nach einer Virusinfektion sein könnte.

Verdächtige Viren Bei der Klärung dieser Frage wurden viele Viren verdächtigt: z. B. Herpes-simplex-, Adeno-, Epstein-Barr- (EBV), Zytomegalie-, Coxsackie-B-, Parvo-, Borna-, Hepatitis-C-Virus (HCV), Rubella u.a. Besonders häufig wurde das Epstein-Barr-Virus als möglicher Auslöser genannt. Untersuchungen ergaben aber keine klaren Hinweise für eine virale Ursache der Fibromyalgie. Die überwiegende Mehrzahl zeigt keinen Unterschied zwischen Betroffenen und Patienten mit anderen Erkrankungen oder Gesunden.

Mögliche Erklärung Fibromyalgiepatienten bekommen genauso häufig virale Infekte wie andere Menschen auch. Bei manchen könnten diese Kleinstlebewesen jedoch der letzte Tropfen sein, der das Fass zum Überlaufen bringt. Dann erscheint es so, als ob die Infektion die Fibromyalgie verschuldet habe.

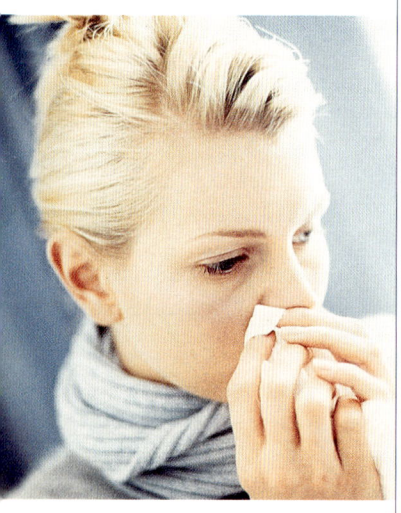

Schnupfen und andere Infekte sind nicht die Ursache einer Fibromyalgie. Sie kommen bei Fibromyalgiepatienten genauso häufig vor wie bei anderen Menschen.

Sind auch Kinder und Jugendliche betroffen?

Ich bin 15 Jahre alt und leide an Fibromyalgie. Mir hat jemand gesagt, das sei gar nicht möglich, da es eine Erkrankung von Frauen in den Wechseljahren sei. Bilde ich mir die Schmerzen nur ein?

Dr. Weiss Fibromyalgie kommt auch bei Kindern und Jugendlichen vor. Glücklicherweise ist die Erkrankung in diesem Alter noch eine Seltenheit. Hauptbeschwerden sind Gelenk- und Muskelschmerzen, nicht erholsamer Schlaf, Erschöpfung und Konzentrationsprobleme in der Schule. Die meisten der jungen Patienten suchen eine ganze Reihe von Ärzten auf, bis die Erkrankung erkannt wird. Wie bei Erwachsenen führen die schmerzhaften tender points in Kombination mit fehlenden Entzündungszeichen und fehlenden Gelenkschwellungen zur richtigen Diagnose. Die häufigsten Fehldiagnosen sind »Wachstumsschmerzen«, jugendliche Polyarthritis (Gelenkentzündung) und die Vermutung von seelischen und familiären Problemen. Gerade bezüglich der seelischen und familiären Situation konnten in mehreren Untersuchungen keine Auffälligkeit bzw. kein Unterschied zu Patienten mit entzündlichen Gelenkerkrankungen gefunden werden. Dagegen häufen sich Hinweise, dass genetische Faktoren eine Rolle spielen.

Wie verläuft eine Fibromyalgie in jungen Jahren?

Ich bin 25 Jahre alt, und bei mir treten seit Mai 1994 Schmerzen auf, im Februar 2001 wurde die Fibromyalgie diagnostiziert. Mich interessiert nun, ob es schon Erkenntnisse gibt, wie bei Patienten in meinem Alter der Krankheitsverlauf ist. Zurzeit findet bei mir immer noch eine Verschlechterung statt. Sie schreiben in Ihrem Buch, dass es oft ab einem Alter von 60 Jahren zu einer Verbesserung des Zustands kommt. Gilt das auch für die jungen Patienten, oder besteht eventuell die Hoffnung, dass diese Verbesserung schon früher stattfindet?

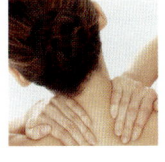

Tipp

Neben der Therapie der Kinder ist ein Kontakt zu betroffenen Gleichaltrigen sehr empfehlenswert. Über Selbsthilfeorganisationen (Adressen siehe hintere Umschlaginnenseite) oder Foren im Internet kann meist ein Kontakt hergestellt werden.

Grundsätzlich gelten die gleichen Therapierichtlinien wie bei Erwachsenen. Es scheint, dass Kinder und Jugendliche deutlich schneller auf eine integrierte Behandlungsstrategie reagieren. Dabei spielt die Ernährung wohl eine eher noch größere Rolle als bei Erwachsenen.

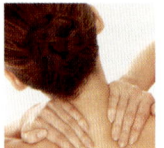

Info

In einer kleineren Untersuchung stellte sich heraus, dass keiner der jungen Patienten auf den Wirkstoff Azetylsalizylsäure (ASS, z.B. in Aspirin®) mit einer Verbesserung reagierte, während Antirheumatika eher zu einer Besserung führten.

Dr. Weiss Fibromyalgie bei jungen Erwachsenen ist keine Seltenheit. Ihre Beschwerden unterscheiden sich nicht von denen des mittleren Lebensalters. Mit starken Schwankungen werden die Beschwerden häufig langsam schlechter. Im Alter lassen die Schmerzen dann meist nach. Dies ist jedoch kein Automatismus – viele 70- und 80-Jährige leiden noch immer unter ausgeprägten Beschwerden. Das ist aber kein Grund zum Pessimismus. Es wäre auch kein Trost, mit 25 Jahren auf eine mögliche Besserung im Alter zu hoffen. Der unheilvolle Verlauf der Fibromyalgie ist nicht schicksalhaft, sondern eher Ausdruck der unzureichenden Behandlung, die derzeit noch die Regel ist. Bei richtiger, d. h. umfassender Behandlung (siehe Seite 55ff.) auf mehreren Ebenen lassen sich bei fast allen Patienten erhebliche Fortschritte erzielen. In den meisten Fällen bedeutet dies nicht vollständige Beschwerdefreiheit, aber einen Gesundheitszustand, mit dem man wirklich gut leben kann.

Können Unfälle die Ursache sein?

Meine Tochter hatte vor zwei Jahren einen Auffahrunfall. Beim sofortigen Arztbesuch am Unfalltag mit Röntgenaufnahmen wurde ein Schleudertrauma diagnostiziert. Nach einer Phase, in der die Beschwerden besser wurden, kam es zu einer Schmerzzunahme. Die Beschwerden breiteten sich langsam über den gesamten Körper aus und führten sogar zu Atemnot. Besuche bei Sportärzten, Neurologen sowie zwei Allgemeinmedizinern mit Computertomografie, Belastungs-EKG und Blutuntersuchungen brachten keine Ergebnisse. Dann kam eine Ärztin auf die Idee, meine Tochter an ein Rheumazentrum zu überweisen. Hier haben wir nun die Diagnose bekommen: Fibromyalgie. Meine Tochter war vor dem Unfall Leistungssportlerin und nie krank. Es geht auch darum, gegenüber der Versicherung deutlich zu machen, dass die Beschwerden mit dem Unfall zusammenhängen. Kennen Sie ähnliche Fälle? Kann man die Krankheit gegenüber der Versicherung geltend machen?

Dr. Weiss Fibromyalgie nach Unfällen, speziell nach Auffahrunfällen mit Schleudertraumen der Halswirbelsäule, sind ein besonders schwieriges und trauriges Kapitel. Fast jeder Arzt, der sich intensiv mit Fibromyalgie beschäftigt, kennt Patienten, bei denen sich im Anschluss an einen Unfall ein Fibromyalgie-Syndrom entwickelt.

Unfall als Ursache Besonders wenn bei dem Unfall ein Fremdverschulden vorlag, stellt sich die schwierige Frage, ob der Unfall an der Krankheitsentwicklung »schuld« war. Während früher dieser Zusammenhang generell verneint wurde, stellt sich mittlerweile ein gewisser Sinneswandel ein. Heute sehen viele Orthopäden und Rheumatologen einen Zusammenhang. Leider fehlen jedoch noch systematische Untersuchungen. Es ist daher nicht einfach, die Zusammenhänge in einem Rechtsstreit zu beweisen. Besonders gilt das, wenn zwischen Unfall und Fibromyalgie eine längere Zeitspanne liegt. Hier kommt es vor allem auf eine gute Dokumentation des Krankheitsverlaufs (siehe Kasten Seite 89f.) an, die in enger Absprache mit allen behandelnden Ärzten erfolgen sollte. Liegen sorgfältig zusammengestellte Befunde vor, kann ein Zusammenhang zwischen Unfall und Beschwerden dem Gericht gegenüber wahrscheinlich gemacht werden.

Häufiger Verlauf beim Schleudertrauma

Nach einer Verletzung der Halswirbelsäule (HWS) kommt es zu akuten Beschwerden, die einige Wochen oder Monate anhalten. Die Beschwerden werden dann von anderen Symptomen abgelöst. Die Schmerzen breiten sich aus, Abgeschlagenheit, Leistungsschwäche, funktionelle Beschwerden, Schlafstörungen usw. schließen sich an. Am Ende liegt das Vollbild einer Fibromyalgie vor. Diese Entwicklung kann unterschiedlich lange dauern: Wochen und Monate bis hin zu Jahren.

Ist das Karpaltunnelsyndrom auch ein Symptom?

Seit längerer Zeit wache ich immer nachts mit heftigen Schmerzen im ganzen Arm auf. Meine Finger sind morgens taub und manchmal schmerzhaft. Ich soll nun wegen eines Karpaltunnelsyndroms operiert werden.

Dr. Weiss Die Ursache des Karpaltunnelsyndroms bei Fibromyalgiepatienten ist nicht genau bekannt. Vermutlich spielt das Lymphödem (siehe Seite 31ff.), unter dem viele Betroffene leiden, bei der Entstehung der Beschwerden eine große Rolle. Sind

Der Karpaltunnel ist nicht die einzige Engstelle, die bei Fibromyalgie Beschwerden bereitet. Auch andere Durchtrittsstellen von Nerven, z. B. am Hinterkopf oder Fuß, können betroffen sein. Dann ergeben sich typische Nervenschmerzen mit Taubheit oder ausstrahlendem Charakter.

Karpaltunnelsyndrom

Es kommt zu vorwiegend nächtlichen Schmerzen in der Hand oder im ganzen Arm. Daumen, Zeigefinger, Mittelfinger und die Hälfte des Ringfingers sind meist morgens taub. Ursache ist eine Einklemmung des Nervus medianus im Handgelenksbereich, der sich dort durch eine besonders enge Stelle, den Karpaltunnel, zwängt. Fibromyalgiepatienten sind häufig davon betroffen. Etwa 20 Prozent der Patienten, meist sind es Frauen, haben diese Art der Nervenschmerzen.

die Finger morgens geschwollen, können Wassereinlagerungen den Nerv komprimieren. In diesem Fall sollte man erst das Lymphödem behandeln, bevor der Chirurg aktiv wird. Nach einer konsequenten Behandlung lassen die Beschwerden meist auch ohne Operation nach.

Schilddrüsenerkrankungen bei Fibromyalgie?

Ich komme gerade von einem Besuch bei einem Schilddrüsenspezialisten. Er hat eine Schilddrüsenerkrankung (Hashimoto-Thyreoiditis) festgestellt. Gibt es noch mehr Fibromyalgiepatienten, die auch darunter leiden?

Dr. Weiss Der Verdacht, dass Fibromyalgie und Schilddrüsenerkrankungen zusammenhängen könnten, besteht seit längerer Zeit. Besonders gilt dies für die Unterfunktion der Schilddrüse. Als Ursache vermutet man eine zentrale Fehlfunktion in der Hypothalamus-Hypophysen-Regulation (siehe Seite 13f.). In letzter Zeit wurde deutlich, dass möglicherweise nicht nur die Unterfunktion, sondern eine immunologische Störung bedeutsam ist. In manchen Fällen bildet der Körper Antikörper gegen das eigene Schilddrüsengewebe (so genannte mikrosomale Antikörper). Diese greifen die eigene Schilddrüse an und können sie sogar zerstören. Eine dieser Autoimmunerkrankungen ist die Hashimoto-Thyreoiditis, die man überzufällig häufig bei Fibromyalgie findet. Die genauen Zusammenhänge sind jedoch nicht bekannt. Als Konsequenz aus dieser Erkenntnis empfiehlt sich eine sorgfältige Behandlung der Schilddrüsenerkrankung durch einen Spezialisten, z. B. einen Endokrinologen.

Hängen MCS und Fibromyalgie zusammen?

Hat die multiple chemische Sensibilität MCS etwas mit Fibromyalgie zu tun? Ich bin gegen alle möglichen Substanzen überempfindlich und leide gleichzeitig unter Schmerzen am ganzen Körper.

Dr. Weiss Das MCS-Syndrom bezeichnet eine extreme Emp-findlichkeit auf geringste Mengen von Substanzen wie Desin-fektionsmittel, Nahrungsmittelhilfsstoffe, Holzschutzmittel, Medikamente oder Pflanzenschutzmittel. Allergien gegen Pol-len, Hausstaub, Schimmelpilze und Nahrungsmittel kommen oft hinzu. Auch wenn die Fibromyalgiesymptome anders aus-sehen, gibt es in einem Teilbereich der Beschwerden (funktionelle Beschwerden, Schlafstörungen, Abgeschlagenheit, Depressi-vität, Schmerzen, häufige Infekte, Nahrungsmittelunverträg-lichkeiten) Überschneidungen. Je nach Untersuchung sind die Zahlen allerdings sehr verschieden: 15 bis 50 Prozent der MCS-Patienten sollen auch die Diagnose »Fibromyalgie« erfüllen.

Unterschiedliche Diagnosen für eine Krankheit?

Ich bin 55 Jahre alt und habe in den letzten zehn Jahren 30 Ärzte gesehen. Ich glaube, ich habe auch genau so viele Diagnosen erhal-ten. Einige tauchen allerdings mehrfach auf: Depression, vegetati-ve Dystonie, chronisches Erschöpfungssyndrom, somatoforme Stö-rung und – Fibromyalgie. Warum können die Ärzte sich nicht einigen?

Dr. Weiss Wie man ein bestimmtes Krankheitsbild bezeichnet, hängt nicht nur von dem Beschwerdebild ab. Je nach Betrach-tungsweise kann es unterschiedlich erscheinen. Ein Frauenarzt wird bei derselben Patientin andere Krankheiten als ein Hals-Nasen-Ohren-Arzt finden. Bei Fibromyalgie kommt hinzu, dass es eine Reihe Syndrome mit sehr ähnlichen Beschwerden gibt. Es gibt Überlegungen, dass es sich um eine ganze »Krankheits-familie« handelt, deren gemeinsamer Nenner die zentrale Fehl-regulation im Gehirn ist. Insbesondere Auffälligkeiten des Sero-toninstoffwechsels werden hierfür als Ursache herangezogen. Solche Krankheiten sind etwa: Depression, Migräne, Reizdarm, chronisches Erschöpfungssyndrom, präemenstruelles Syndrom, multiple chemische Sensibilität (MCS) und Fibromyalgie.

Die Krankheit MCS ist im medizi-nischen System umstritten, da sich die Beschwerden mit den klassischen Allergietests häufig nicht objektivieren lassen. Betroffene fühlen sich dadurch oft hilflos, da man ihnen die Beschwerden nicht glauben mag und sie sich zu Unrecht als Spin-ner abgetan fühlen.

Ist der Verdacht auf multiple Sklerose (MS) häufig?

Seit langem leide ich unter Kribbeln der Haut, Schmerzen, Sehstörungen und Schwäche. Ich wurde mit dem Verdacht auf MS in eine neurologische Klinik geschickt, wo das Nervenwasser untersucht wurde. Nachdem dort alles in Ordnung war, hat der Rheumatologe später eine Fibromyalgie diagnostiziert. Gibt es das öfter?

Dr. Weiss Die unklaren Beschwerden bei Fibromyalgie, vor allem Hautkribbeln, Taubheitsgefühle, Benommenheit, Schwindel oder auch Muskelschwäche, lassen gelegentlich am Anfang einer Fibromyalgie an eine multiple Sklerose (MS) denken. Zwar kann dann diese Diagnose meist ausgeschlossen werden, für die Betroffenen ist der Verdacht aber eine schwere seelische Belastung. Es empfiehlt sich daher, mit einer diagnostischen Klärung, die am besten durch einen Fachmann (Neurologen) durchgeführt werden sollte, nicht lange zu warten.

Ist die Fibromyalgie eine Modekrankheit?

Mein Arzt sagte mir, die Krankheit Fibromyalgie gäbe es nicht. Diese Modediagnose würde immer dann gestellt, wenn man sich nicht die Mühe machen würde, vernünftig zu untersuchen.

Dr. Weiss Mit dem Wort »Fibromyalgie« wurde keine neue Krankheit geschaffen – man hat lediglich eine Reihe von Beschwerden, die häufig zusammen vorkommen, mit einem Namen belegt. Es steht selbstverständlich jedem Mediziner frei, ob er diesen Begriff benützen möchte oder nicht. Manche Kollegen verwenden die Bezeichnung »anhaltende somatoforme Schmerzstörung«. Ich benütze diese Diagnose weniger gern, da sie von einer überwiegend seelischen Ursache ausgeht.
Häufigere Diagnose Viele Schmerzpatienten, die jahrelang durch Praxen und Kliniken geirrt sind, erhalten nun die Diagnose »Fibromyalgie«. Da der Begriff langsam Anerkennung findet,

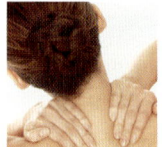

Info

Die Bezeichnung »Fibromyalgie« oder »Fibromyalgiesyndrom« wurde 1976 zum ersten Mal erwähnt und ist seit 1990 eine »offizielle« Erkrankung. Man kann nicht erwarten, dass sich in so einem kurzen Zeitraum die gesamte medizinische Gemeinschaft widerspruchslos auf diese Terminologie einlässt.

wird diese Diagnose weit häufiger gestellt als in den Jahren zuvor. Insofern mag der Eindruck einer »Modediagnose« entstehen. Gleichzeitig birgt die Fülle der Symptome bei der Erkrankung auch eine große Gefahr. Es kann sich auch eine andersartige Krankheit dahinter verstecken. Insofern ist in jedem Einzelfall eine ausreichende Diagnostik notwendig.

Kann Ernährung die Schmerzen bessern?

Seit ich den Ernährungsaufbau gemacht habe, der in Ihren Büchern beschrieben ist, geht es mir ganz entscheidend besser. Ich habe abgenommen, fühle mich fitter, bin nicht mehr so aufgequollen, und auch meine Schmerzen sind erträglicher. Wenn ich das meinem Orthopäden erzähle, sieht er mich an, als wäre ich leicht übergeschnappt. Was hat Ernährung eigentlich mit Schmerz zu tun?

Dr. Weiss Der Einfluss der Ernährung auf die Fibromyalgie war lange Zeit völlig unbeachtet. Insbesondere ist der Nahrungsaufbau, den ich vertrete, bisher einzigartig. Dies ist bedauerlich, da es sich um eine einfache und äußerst wirksame Methode handelt, nebenwirkungsfreie Linderung der Beschwerden zu erreichen.

Einfluss der Ernährung Allerdings häufen sich in letzter Zeit die Untersuchungen, dass die Ernährung bei Fibromyalgie eine wesentlich größere Bedeutung hat, als bisher angenommen. Verschiedene Varianten vegetarischer Ernährung haben eine nicht unerhebliche Wirkung. So führte eine faserreiche vegetarische Ernährung nicht nur zu einer günstigen Beeinflussung von Cholesterin, Vitaminhaushalt (Vitamin C, E, Beta-Karotin) und anderen wichtigen Blutwerten, sondern auch zu einer Verbesserung der Gelenksteife, Schmerzen und Schlafqualität sowie des allgemeinen Wohlbefindens. Die Gründe für den Zusammenhang zwischen Ernährung und Fibromyalgie sind sicherlich vielfältig. Neben der besseren Versorgung mit Vitaminen,

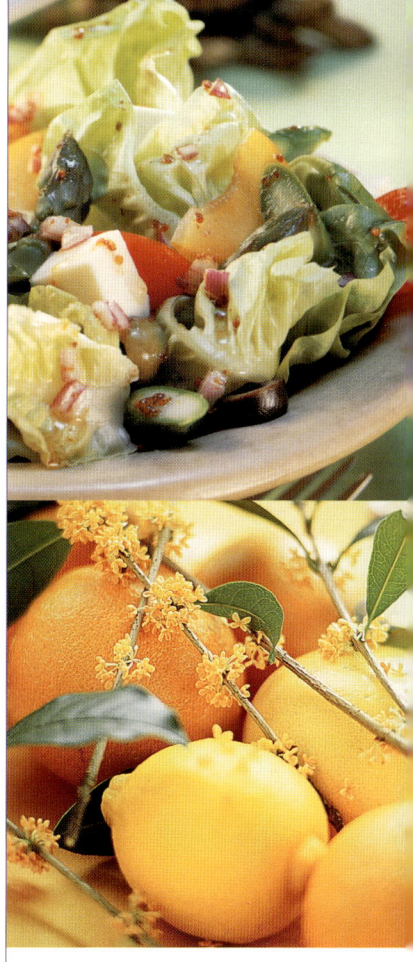

Viele Fibromyalgiepatienten haben einen gereizten Magen-Darm-Trakt und vertragen die Umstellung auf gesunde Vollwertkost zunächst nur schlecht. Sie benötigen eine Übergangszeit, die aus zwei Wochen Schonkost und anschließendem langsamen Nahrungsaufbau besteht, um das Verdauungssystem nicht zu überfordern.

Das Nervensystem unseres Darms

Seit kurzem ist bekannt, dass der Darm über ein äußerst komplexes Nervensystem verfügt. An keiner Stelle des Körpers sind mehr Nervenzellen außerhalb des Gehirns vorhanden. Der Darm übertrifft damit sogar das Rückenmark. Vom Darm aus bestehen enge Verbindungen zum Gehirn. Dabei gibt es zehnmal mehr Nerven, die zum Gehirn führen als umgekehrt. Sind also über Jahre Reizungen im Darm vorhanden (z. B. als so genannter Reizdarm, siehe Seite 37), steht auch das Gehirn unter »Dauerfeuer«. Solche Dauerimpulse können mit dazu beitragen, die Reizschwelle langfristig zu senken und die Schmerzempfindlichkeit zu steigern.

Fasern und lebensnotwendigen Pflanzenstoffen spielt wahrscheinlich die Darmgesundheit eine große Rolle für das Wohlbefinden. Dabei ist zu berücksichtigen, dass der Darm der Aufnahmeort für Tryptophan ist. Dort und im Gehirn wird es zu Serotonin umgewandelt. Entzündungen im Darm führen zu einer Verminderung beider Stoffe im Körper und damit zu einer größeren Anfälligkeit für Schmerz, Stimmungsschwankungen, vegetative Fehlregulationen und auch Störungen der Darmregulation selbst.

Was tun bei Heißhungeranfällen?

Neben den Schmerzen machen mir meine Heißhungeranfälle schwer zu schaffen. Ich werde plötzlich schwach und zittrig und bekomme Schweißausbrüche, wenn ich nicht sofort etwas esse. Am schnellsten geht das mit Süßem weg, z. B. mit Schokolade. Gibt es ein besseres Rezept? Ich wiege nämlich zu viel!

Dr. Weiss Plötzliche Schwankungen des Blutzuckers sind häufige Begleitsymptome der Fibromyalgie. Fällt der Blutzucker stark ab, kommt es zu Schwäche, Benommenheit, Schwitzen oder Frieren und einem starken Drang nach Hochkalorigem, am besten Zucker oder Schokolade. Nimmt man dies zu sich, verschwinden alle Symptome wie von selbst.

Nahrungsaufbau Hinter den Beschwerden steht eine Regulationsstörung des Verdauungstrakts, die durch bestimmte Ernährungsgewohnheiten (zu viel, zu fett, zu süß) gefördert wird. Meist leiden die Betroffenen zusätzlich unter anderen Symptomen des Reizdarms (siehe Seite 37). Bei solchen Beschwerden werden oft häufige und kleine Mahlzeiten empfohlen – dadurch lassen die Bauchbeschwerden kaum nach. Sinnvoller und nachhaltiger ist eine andere Methode: Baut man die Nahrung langsam und gründlich auf (siehe Seite 57f. und »Das Fibromyalgie-Programm«, Literaturhinweise Seite 95), lassen nicht nur die Magen-Darm-Beschwerden, sondern auch die Schwächegefühle ganz von allein nach.

Verschlechterung durch eine Schwangerschaft?

Während der Schwangerschaft und nach der Geburt meiner Tochter vor zehn Jahren haben sich die Schmerzen, die ich früher nur gelegentlich hatte, stark ausgebreitet. Vor fünf Jahren wurde die Diagnose »Fibromyalgie« gestellt. Kann eine Schwangerschaft eine Fibromyalgie auslösen oder verschlechtern?

Dr. Weiss Leider ist es häufig der Fall, dass es im Verlauf einer Schwangerschaft zu einer Verschlechterung der Schmerzen kommt. Dies gilt besonders für die letzten drei Schwangerschaftsmonate und die ersten sechs Monate nach der Geburt. Es gibt auch Patientinnen, denen es während der Schwangerschaft ausgezeichnet geht, aber danach deutlich mehr Schmerzen haben. Die Ursachen dafür sind noch nicht genau untersucht. Hormonelle Faktoren, körperliche und seelische Belastungen könnten dafür infrage kommen. Eventuell spielt auch die Wassereinlagerung für die Schmerzen eine Rolle. Wie alle starken Schmerzereignisse kann auch eine Geburt die Schmerzschwelle senken und die Fibromyalgie verschlechtern.

Kann Fibromyalgie Fehlgeburten verursachen?

Ich hatte zwei Fehlgeburten, deren Ursache nicht geklärt werden konnte. Zwei Jahre später bekam ich eine gesunde Tochter. Danach hatte ich wieder eine Fehlgeburt. Genetische Untersuchungen ergaben nichts. Können die Fehlgeburten mit der Fibromyalgie zusammenhängen, und gibt es ähnliche Erfahrungen von anderen Frauen mit der Krankheit?

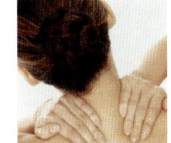

Info

Ein kleiner Trost: Die nebenstehenden Zeitangaben sind statistische Daten und gelten nicht für den Einzelfall. Selbstverständlich kann man eine völlig komplikationsfreie Schwangerschaft und Geburt erleben, auch wenn man unter Fibromyalgie leidet! Es empfiehlt sich jedoch während einer Schwangerschaft behutsam mit dem eigenen Körper umzugehen und noch mehr als sonst auf dessen Signale zu achten.

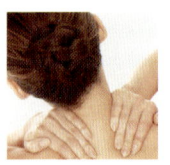

Tipp

Vor einer Operation sollte man den Anästhesisten darauf hinweisen, dass eine chronische Schmerzerkrankung vorliegt. Er wird dann eine besonders sorgfältige Schmerzunterdrückung einleiten. Wenn möglich empfiehlt es sich, die Nervenleitungen aus dem Operationsgebiet direkt zu unterdrücken (z. B. Lokal-, Regional- oder Subduralanästhesie). So wird das gesamte Zentralnervensystem vor dem Trommelfeuer der Schmerzimpulse geschützt, und Schmerzen nach der Operation werden vermieden.

Dr. Weiss Es gibt viele Gründe, die eine Schwangerschaft verhindern oder vorzeitig enden lassen können. Ob Fibromyalgiepatienten seltener schwanger werden bzw. häufiger unter Komplikationen leiden, ist bisher nicht gut untersucht. Es gibt jedoch leider Hinweise darauf, dass dies der Fall ist. Trotzdem sollte man bedenken, dass die absolute Mehrzahl der Frauen trotz Fibromyalgie kerngesunde Kinder zur Welt bringt!

Kann eine Operation die Krankheit verschlechtern?

Nach einer Gebärmutterentfernung wurden meine Schmerzen wesentlich schlechter. Kann das mit der Operation oder der Narkose zu tun haben?

Dr. Weiss Die chronischen Schmerzen bei Fibromyalgie hängen auch mit einer »Bahnung« der Schmerzen im Gehirn zusammen – Schmerzen werden quasi »gelernt«. Treten Schmerzen immer wieder auf, wird die Schmerzschwelle, d. h. die Intensität, ab der man einen Reiz als Schmerz empfindet, immer niedriger.

Postoperative Schmerzen Operationen sind für Fibromyalgiepatienten mehrfach problematisch: Bestimmte Lagerungen, z. B. Überstreckung, können hinterher zu Schmerzen führen. Ein weiteres Problem ist die korrekte Betäubung während der Operation. Jede Operation geht mit einer Verletzung des Gewebes einher. Dadurch werden intensive Nervenreizungen ausgelöst. Wenn das Bewusstsein durch die Narkose ausgeschaltet ist, werden diese vom Großhirn zwar nicht wahrgenommen, die tiefer gelegenen Strukturen von Rückenmark oder Hirnstamm schlafen jedoch nicht und geraten in das »Feuer« der Schmerzimpulse. Die intensiven Impulse führen zu einer Senkung der Schmerzschwelle im Rückenmark und den tiefen Gehirnanteilen. So kommt es später zu einer Verschlechterung der Schmerzen – nicht nur im Operationsgebiet, sondern insgesamt.

Was bedeuten trockene Augen und trockener Mund?

Meine Augenärztin hat den Verdacht geäußert, ich könnte ein Sjögren-Syndrom haben. Ich leide unter sehr trockenen Augen, einem trockenen Mund und Schmerzen überall. Bisher dachte ich, das sei Fibromyalgie. Was stimmt jetzt?

Dr. Weiss Das Leitsymptom Trockenheit beim Sjögren-Syndrom kommt auch bei der Fibromyalgie vor. Zusätzlich können die häufig verordneten Antidepressiva in höherer Dosis Trockenheit als Nebenwirkungen nach sich ziehen. Fibromyalgie und Sjögren-Syndrom zeigen also zumindest beim Erscheinungsbild Ähnlichkeiten, obwohl es verschiedenartige Erkrankungen sind. Einige Studien wiesen nach, dass etwa die Hälfte der Patienten mit Sjögren-Syndrom gleichzeitig das Vollbild einer Fibromyalgie zeigt. Andere Untersuchungen schätzen diesen Zusammenhang allerdings deutlich niedriger ein. Die wissenschaftliche Auseinandersetzung ist auf diesem Gebiet noch nicht beendet. Interessant ist auch, dass beim Reizdarmsyndrom ebenfalls eine Trockenheit von Augen und Mund gehäuft vorkommt.

Ist Fibromyalgie bei Männern anders?

Bei mir wurde eine Fibromyalgie diagnostiziert. Ich bin ein 50-jähriger Mann und fühle mich ganz merkwürdig, weil ich an einer »Frauenkrankheit« leide. Außerdem trifft vieles, was ich über Fibromyalgie lese, nicht so recht auf mich zu. Bin ich irgendwie exotisch?

Dr. Weiss Fibromyalgie ist zu 90 Prozent eine Krankheit von Frauen, die restlichen Patienten sind männlich, meist im mittleren Lebensalter zwischen 40 und 60 Jahren. Bisher hat sich die Forschung fast ausschließlich auf die weiblichen Betroffenen konzentriert. Die Männer wurden in der Regel eher am Rande vermerkt. Durch die geringe Zahl konnten keine verlässlichen Aussagen gemacht werden. Es gibt auch kaum Studien zu die-

Das Sjögren-Syndrom

Ein Sjögren-Syndrom ist eine entzündlich-rheumatische Erkrankung mit Beteiligung verschiedener Drüsen. Hauptsymptome sind trockene Augen und Mund sowie Erschöpfbarkeit, Stimmungsschwankungen, Müdigkeit und Schlafstörungen. Daneben können auch andere Organe im Körper betroffen sein, z. B. Lunge, Nieren, Blutgefäße und Muskeln. Außerdem sind charakteristische Veränderungen im Blut zu beobachten.

Da Ärzte bei Männern seltener an die Diagnose »Fibromyalgie« denken, wird die Erkrankung oft spät erkannt. Die Erfahrung von wirkungslosen Behandlungen, enttäuschten Hoffnungen und Hilflosigkeit gegenüber quälenden Beschwerden, lassen das Krankheitsbild daher schleichend chronifizieren. So wird eine früh einsetzende Therapie erschwert. Derzeit gelten die gleichen Grundsätze der Behandlung wie bei Frauen – eine spezifische Therapie für Männer scheint es noch nicht zu geben.

sem Thema. Aus den wenigen Untersuchungen und meiner persönlichen Erfahrung ergibt sich derzeit folgendes Bild für mich: Fibromyalgie wird ganz wesentlich durch die vegetativen und funktionellen Beschwerden geprägt. Diese sind u.a. von der hormonellen Regulation abhängig. Es sollte daher nicht verwundern, dass sich gerade auf diesem Gebiet Unterschiede zwischen den Geschlechtern zeigen. Auch die Struktur des Bindegewebes ist bei Männern anders. Sie leiden daher auch kaum unter Ödemen (Wassereinlagerungen).

Weniger Symptome Während Frauen meist unter einer Vielzahl (manchmal Dutzenden) Beschwerden leiden, ist das bei Männern anders. Sie haben meist weniger Symptome. Diese sind aber ausgeprägter als bei Frauen. Ganz im Vordergrund stehen Schmerzen, Abgeschlagenheit und seelische Beschwerden, meist Depressionen.

Ist Ängstlichkeit ein Symptom der Fibromyalgie?

Seit einige Zeit werde ich immer ängstlicher. Ich habe Angst vor ungewohnten Situationen, schrecke leicht zusammen, traue mir viele Dinge nicht mehr zu, die mir vor der Erkrankung überhaupt nichts ausgemacht haben. Ich bin von Natur aus überhaupt nicht so veranlagt. Hängt das mit der Fibromyalgie zusammen?

Dr. Weiss Viele Patienten mit Fibromyalgie stellen nach einigen Jahren der Erkrankung nicht nur gehäufte Depressionen, sondern auch vermehrte Ängstlichkeit fest. Dies kann vielfältige Formen annehmen: Angst vor dem Autofahren, vor engen Räumen, vielen Menschen, bedrohlichen Tieren, ungewohnten Situationen usw. Dabei sind nicht nur Patienten betroffen, die immer schon zur Ängstlichkeit neigten, sondern auch solche, die weitgehend frei von übertriebener Furcht waren. Die Ursache ist vermutlich das chronische Schmerz-Stress-Syndrom, in dessen Folge es zu einer Erhöhung von bestimmten Schlüsselhormonen des Gehirnstoffwechsels, vor allem CRH, kommt. In letzter Zeit misst man dieser Veränderung große Bedeutung zu. Man vermutet, dass sie nicht nur Folge, sondern Ursache der vermehrten Ängstlichkeit und Depressivität ist.

Verursacht Depression Schmerzen oder umgekehrt?

Mein Orthopäde sagte mir kürzlich, ich hätte Schmerzen, weil ich depressiv sei. Ich bin sicher auch zeitweise depressiv. Aber ich glaube, der Zusammenhang ist umgekehrt: Weil ich Schmerzen habe, werde ich zunehmend depressiver. Was ist eigentlich richtig?

Dr. Weiss Es ist seit langem bekannt, dass Fibromyalgiepatienten häufig depressiv verstimmt sind. Immer wieder wurde daher gefragt, ob die Fibromyalgie nicht eine Folge der Depression ist. Die Schmerzen werden so als Ausdruck einer »larvierten Depression« oder einer »anhaltenden somatoformen Schmerzstörung« verstanden. In beiden Fällen wird davon ausgegangen, dass vorwiegend seelische Ursachen für die Schmerzsymptomatik verantwortlich sind. Die andere Meinung besagt, dass chronischer Schmerz und Stress vielfältige Folgen bei der Körperregulation und der Stimmung nach sich ziehen. Die Depression wird als Folge dieser Dauerbelastung gesehen. Dabei kommt erschwerend hinzu, dass eine depressive Stimmungslage die Schmerzwahrnehmung verstärkt.

Stimmung schmerzabhängig Ich neige stark zur zweiten Meinung. Selbstverständlich gibt es unter den Fibromyalgiepatienten auch solche, die bereits vor der Schmerzerkrankung depressive Symptome aufwiesen. Diese Personen sind dann anfälliger für die Entwicklung von Depressionen. Bei der Mehrzahl der Betroffenen ist dies aber nicht der Fall. Bei ihnen ist die Stimmung von den Schmerzen abhängig. Diese Zusammenhänge gelten übrigens nicht nur für Fibromyalgie, sondern generell für chronischen Schmerz.

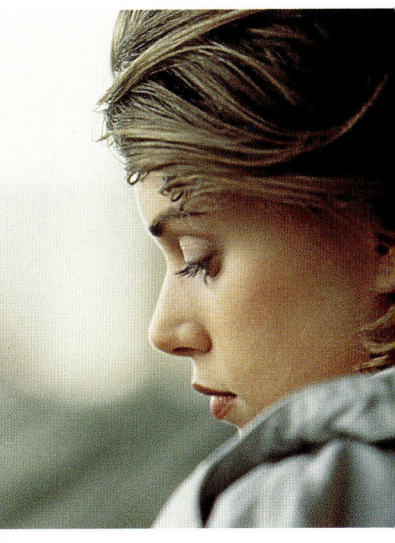

Es ist gut nachvollziehbar, dass ein Mensch, der ständig unter heftigen Schmerzen leidet, irgendwann seine gute Laune verliert und in ein Stimmungstief gerät. Die depressive Verstimmung kann die Schmerzen zusätzlich noch verstärken. Diesen Teufelskreis zu durchbrechen, ist ein wichtiger Bestandteil der Fibromyalgiebehandlung.

Symptome und Beschwerden

Am Anfang der Erkrankung stehen meist unspezifische Beschwerden, z. B. Abgeschlagenheit, Schlafstörungen oder Magen-Darm-Probleme. Später kommen dann die Schmerzen hinzu, erst im Rückenbereich, dann in Armen und Beinen. Außerdem tritt noch eine Reihe von vegetativen und seelischen Beschwerden auf – alles in allem: eine extrem große Belastung für den Patienten und dessen Angehörige.

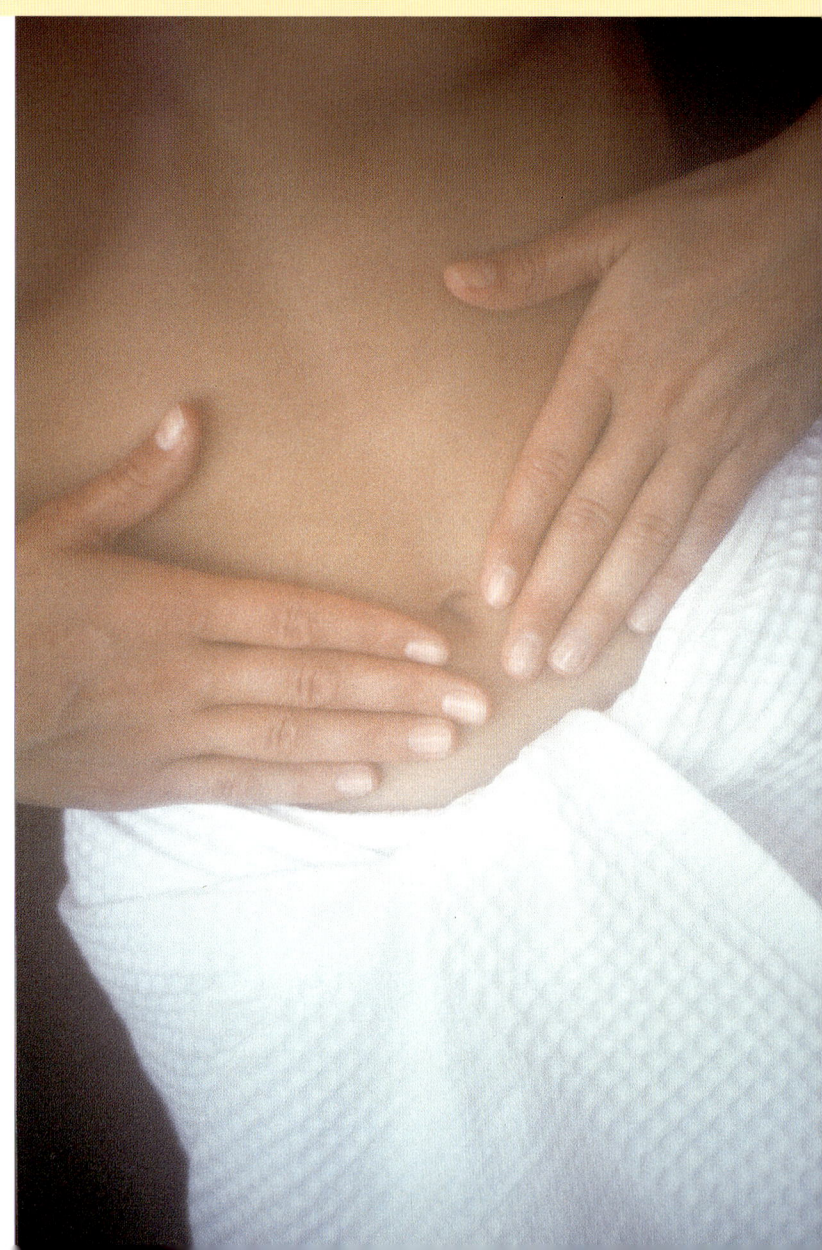

Basisinformationen zu den Krankheitszeichen

Das Krankheitsbild ist durch vielfältige Beschwerden geprägt (siehe dazu auch Seite 7). Eine typische Konstellation der Symptome kann sich wie folgt gestalten.

Am Morgen

Morgens wacht man zerschlagen mit trockenem Mund auf. Zwar ist man abends schnell eingeschlafen, doch bereits nach zwei Stunden wurde man durch die Schmerzen geweckt. Danach folgte ein zermürbender Dämmerschlaf und ein Drehen und Wenden im Bett, auf der Suche nach einer halbwegs schmerzfreien Schlafposition. Das Aufstehen ist schwierig, da alle Gelenke steif sind und bei der ersten Bewegung schmerzen. Besonders unangenehm sind die verschwollenen Augen und Hände. Es fällt schwer, die Zahnbürste richtig zu fassen, da der Faustschluss durch die Schwellung behindert ist. Der Blick in den Spiegel zeigt wenig Schmeichelhaftes. Obwohl man keinen Alkohol trinkt, sieht man aus, als habe man die ganze Nacht gezecht.

Am Vormittag

Die Bewegungseinschränkungen und Schwellungen werden dann, vor allem nach dem Duschen, langsam besser. Dafür setzen dann im Lauf des Vormittags die anderen Schmerzen in den Muskeln und um die Gelenke herum ein. Bis zur Mittagszeit kommt dann unweigerlich eine bleierne Müdigkeit. Man kann seine Überlegungen nur mühsam zu Ende führen. Der Schmerz und die Erschöpfung behindern jeden klaren Gedanken. Je mehr man sich anstrengt, um bei der Sache zu bleiben, desto schlimmer werden die Kopfschmerzen, die vom Nackenbereich nach vorn ziehen.

Am Nachmittag

Im Lauf des Nachmittags werden dann die Bauchbeschwerden schlimmer. Am Vormittag war es noch ganz erträglich, doch jetzt fängt der Bauch an, zu rumpeln und zu rumoren. Besonders störend ist das langsame Anschwellen des Leibs. Die Kleider werden zu eng, und als Frau hat man beinahe das Gefühl ‚unerwartet im sechsten Monat zu sein. Obwohl gut geheizt wurde und es draußen eigentlich nicht kalt ist, fröstelt man den ganzen Tag und wird gar nicht richtig warm. Dabei ist man gar nicht so dünn…
Das alles tut der Stimmung nicht gut. Je länger der Tag dauert, desto bedrückter und verzweifelter wird sie.

Fragen und Antworten

Ist Fibromyalgie eine Durchblutungsstörung?

Mir fällt auf, dass ich immer friere und oft eiskalte Hände und Füße habe. Ist Fibromyalgie vielleicht eine Form von Durchblutungsstörung oder eine Verkalkung der Gefäße?

Dr. Weiss Frösteln, Frieren, kalte Hände und Füße, die sich weißlich oder bläulich verfärben können – das sind häufige Symptome bei Fibromyalgie. Auch das Raynaud-Phänomen, die völlige Weißfärbung einzelner oder mehrere Finger, fällt in diese Symptomengruppe. Es gibt jedoch – zum Glück – keinen Hinweis auf eine Verkalkung der Gefäße oder gar auf einen drohenden Herzinfarkt oder Hirnschlag. Die Veränderungen sind Folge der »vegetativen« Störungen. Bei den Kälteempfindungen sind nicht die Gefäße erkrankt, sondern die Regulation der Durchblutung ist gestört und führt zu den genannten Symptomen. In verschiedenen Untersuchungen konnte auch gezeigt werden, dass nicht nur Hände und Füße betroffen sind. Auch in den schmerzhaften Druckpunkten (tender points) kann man eine Durchblutungsstörung feststellen. Und ebenso findet sich in den Hirnzentren, die für die Schmerzverarbeitung von Bedeutung sind, ein reduzierter Blutfluss. Was diese Befunde im Einzelnen bedeuten, ist noch unbekannt.

Macht Fibromyalgie Kreislaufprobleme?

Kommt es bei der Fibromyalgie auch vor, dass man ziemliche Kreislaufprobleme mit Schwindel und Benommenheit hat?

Dr. Weiss Im Rahmen der vegetativen Störung kommt es auch zu Herz-Kreislauf-Problemen. Da der überwiegende Teil der Fibromyalgiebetroffenen einen niedrigen Blutdruck hat, kommt

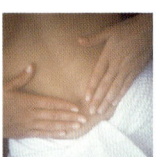

Info

Die Störung der Durchblutungsregulation könnte erklären, warum Wärmeanwendungen von fast allen Betroffenen als angenehm empfunden werden. Durch die Wärme werden die eng gestellten Gefäße wieder erweitert, und das betreffende Gebiet wird anschließend besser durchblutet.

es zu vorübergehendem Blutdruckabfall mit entsprechenden Symptomen (Schwäche, Benommenheit, Schwindel). Neben geeigneten Medikamenten empfiehlt sich vor allem ein Kreislauftraining (Ausdauerbelastung, Wechselduschen usw.).

Wie kommt es zu Herzrhythmusstörungen?

Ich bin 53 Jahre alt und leide seit über zwölf Jahren an Fibromyalgie. Seit letzten Herbst empfinde ich stärkere Übelkeit und Herzrhythmusstörungen besonders nach dem Essen oder langem Sitzen. Mein Arzt führt das auf den Darm zurück. Ich möchte jetzt gerne wissen, ob das häufig bei Fibromyalgie vorkommt und wie man die Beschwerden lindern kann.

Dr. Weiss Die meisten Patienten mit Fibromyalgie haben – zumindest phasenweise – ein Reizdarmsyndrom. Im Rahmen dieser Erkrankung gelangt die Nahrung zu schnell in den Dickdarm und löst dort Gärungsprozesse mit starker Gasbildung aus. Am häufigsten sammeln sich die Gase in der linken oberen Ecke des Dickdarms. Dort drückt der Darm dann das Zwerchfell nach oben und hebt in ausgeprägten Fällen auch das Herz an, das unmittelbar darüber liegt. Dadurch können Druckgefühle, Herzschmerzen und Rhythmusstörungen entstehen. Man nennt dieses Beschwerdebild nach dem Arzt, der es zuerst beschrieben hat, Römheld-Syndrom. Typisch ist die Verschlechterung bei ungünstiger, blähender Nahrung, langem Sitzen, Autofahrten und beengender Kleidung. Nach dem Stuhlgang lassen die Beschwerden nach.

Woher kommen die Wassereinlagerungen?

Ich leide schon seit vielen Jahren morgens unter Schwellungen um die Augen herum. Mein Frauenarzt hat des Öfteren bei Untersuchungen Wasseransammlungen in den Beinen festgestellt. Außerdem habe ich beim Aufwachen stark geschwollene Finger, Nackenkopf-

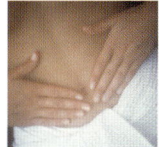

Info

Die Therapie beim Römheld-Syndrom besteht in der Behandlung des Reizdarms, vor allem durch eine Umstellung der Ernährung (siehe Seite 57f.). Kurzfristig helfen auch Medikamente mit entschäumender Wirkung gegen die unangenehmen Blähungen.

Die Schwellungen bei Fibromyalgie nennt man idiopathisches Lymphödem. Mit »idiopathisch« werden in der Medizin Krankheiten bezeichnet, deren Ursachen unbekannt sind.

schmerzen, und ich schnarche häufig. Meine Nieren, Leber, Schilddrüse und alle anderen möglichen »Übeltäter« sind untersucht worden – alles in Ordnung. Manuelle Lymphdrainagen habe ich auch schon verschrieben bekommen, das hilft mir kurzfristig – dann kommen die Wassereinlagerungen aber wieder. Wassertabletten habe ich einige Male genommen. Das schlaucht mich sehr, aber auch davon gehen die Beschwerden nur für einen Tag weg. Woran liegt das?

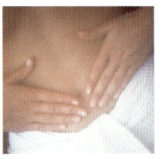

Tipp

Um Ihr Lymphsystem wieder auf Trab zu bringen, sollten Sie sich ausreichend bewegen (z. B. täglich spazieren gehen), regelmäßig schwimmen und/oder Wassergymnastik machen, Lymphdrainagen durchführen lassen und Ihre Ernährung umstellen (siehe dazu auch » Wie werden Ödeme behandelt?«, Seite 7of.).

Dr. Weiss Bei dem größten Teil der Fibromyalgiepatientinnen treten Wasseransammlungen auf. Es handelt sich dabei in aller Regel nicht um ein Nierenproblem, sondern um Lymphödeme. Die Lymphe ist das Gewebewasser des Menschen. Es wird von Lymphbahnen aufgenommen und über Lymphknoten geleitet, die am ehesten mit Kläranlagen vergleichbar sind. An einigen Stellen, z. B. am Kieferwinkel, den Achselhöhlen und den Leisten, kann man sie tasten. Die dort gereinigte Lymphe fließt dann in der Nähe des Herzes zurück ins Blut.

Wie bei PMS Die Ödeme treten als Schwellungen der Augen, des Gesichts, der Finger (Ringe zu eng), der Unterschenkel oder bei Frauen im Bereich der Brüste auf. Vor der Periode nehmen die Wassereinlagerungen zu. Hier gibt es Überschneidungen zum prämenstruellen Syndrom, kurz PMS (siehe Seite 34f.). Auffallend ist, dass Schmerzen und Schwellungen eng zusammenhängen. Meine Beobachtung hierbei ist: je stärker die Schwellungen, desto ausgeprägter der Schmerz.

Zusammenhang mit Reizdarm Bezüglich der Ursachen sehe ich enge Zusammenhänge zum Reizdarmsyndrom (siehe Seite 37). Da sich etwa zwei Drittel aller Lymphknoten im Bereich des Verdauungstrakts befinden, verursachen Entzündungen in diesem Bereich leicht Schwellungen, die sich dann als Überfüllungszustand des gesamten Lymphsystems auswirken können. Daher empfiehlt sich die Behandlung des Reizdarms, was auf Dauer zu einer Verbesserung der Ödeme führt.

Warum sind die Beine so dick und spannen?

Meine Schwester und ich (54 und 48 Jahre) leiden beide unter Fibro-
myalgie. Auch meine Mutter hatte in unserem Alter Schmerzen. Wir
haben alle ein Figurproblem: Wir neigen zu Übergewicht und sehr
dicken und spannenden Beinen.

Dr. Weiss Viele Fibromyalgiepatienten neigen zu Übergewicht. Es liegt nahe, hier einen Zusammenhang zu vermuten. Dabei ist aber zu bedenken, dass Frauen im mittleren oder etwas höheren Lebensalter häufig mit Gewichtsproblemen zu kämpfen haben. Ob Fibromyalgiekranke wirklich häufiger als andere unnötige Pfunde auf die Waage bringen, ist mir nicht bekannt.

Lipödeme Viel wichtiger als das Übergewicht ist, ob Lymphödeme (siehe Seite 32) oder ein Lipödem vorhanden ist. Lipödeme sind Fettansammlungen im Unterhautfettgewebe vor allem der Oberschenkel, des Hüftbereichs und der Beine. Die Fettverteilung ist ungleichförmig und erzeugt oft ein »Matratzenphänomen« (Eindellungen). Es handelt sich nicht nur um eine Fetteinlagerung, das Gewebe ist hochgradig gespannt und äußerst druckschmerzhaft. Bereits leichte Stöße können Blutungen (blaue Flecke) erzeugen.

Frauenproblem Das Lipödem ist fast ausschließlich eine Erkrankung von Frauen. Übergewichtige sind häufiger betroffen. Es entsteht in der Regel nach einem länger bestehenden Lymphödem. Der Körper ist nicht in der Lage, die lymphpflichtige Last (auch Fette) zu entfernen. Da der Abtransport aus den Beinen schwierig ist, sind sie stärker betroffen als der Rest des Körpers. Es kommt oft zu einem Missverhältnis der Proportionen: Der Oberkörper ist wesentlich schlanker als der Unterkörper.

Behandlung des Lipödems

Viele Frauen leiden unter der unregelmäßigen Fetteinlagerung und versuchen es mit vielerlei Cremes und Pillen, die jedoch die versprochene Wirkung nicht erzielen. Die operative Lösung durch Fettentfernung (Lipektomie) oder Fettabsaugung (Liposuktion) ist zwar kurzfristig wirksam, dabei werden aber ausgerechnet die feinen Lymph- und Blutgefäße zerstört, die für den Transport der Fette verantwortlich sind. Mehr Erfolg versprechen die Maßnahmen, die auch gegen Lymphödeme helfen (siehe dazu den Tipp auf Seite 32).

Orangenhaut, Zellulitis oder Zellulite sind andere Worte für die Bezeichnung »Lipödem«.

Sind die »Tage vor den Tagen« auch ein Symptom?

Vor der Periode verschlimmern sich meine Schmerzen ganz erheblich. Ich nehme dann an Gewicht zu, meine Haut spannt überall, und ich fühle mich auch innerlich so, dass ich platzen könnte. Für meinen Mann und meine Familie ist das auch eine Qual. Sie fürchten sich schon vor dieser Zeit. Ist das nur bei mir so, oder hängt das auch mit der Fibromyalgie zusammen?

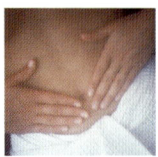

Tipp

Die Beschwerden beim prämenstruellen Syndrom können bereits mit dem Eisprung beginnen, und sie enden mit der Periode. Im schlimmsten Fall dauert das PMS volle 14 Tage. In solchen Fällen ist das Leben wie geteilt in zwei gute und zwei schlechte Wochen. Oft leiden auch Partner und Familie unter den Beschwerden mit, da die Frauen äußerst reizbar und verstimmt sind.

Dr. Weiss In den Tagen vor der Periode leiden viele Frauen unter dem so genannten prämenstruellen Syndrom (PMS). Hauptsymptome sind innerliche Anspannung, Gereiztheit, Depressionen, Konzentrationsstörungen, Spannungsgefühle, Schwellungen in Armen und Beinen, Gewichtszunahme, Verstopfung, niedriger Blutdruck, Durst sowie Bauchschmerzen. In dieser Phase schwellen erst Augen, dann Gesicht, Brüste, Beine und zuletzt die Haut am Körper an. Manche Patienten benötigen in dieser Phase sogar größere Kleider oder Schuhe. Die Ursachen der Beschwerden sind nur teilweise bekannt. Vor allem zwei Faktoren sind beteiligt: hormonelle Faktoren und eine Veränderung der Durchlässigkeit der Kapillarwände.

☐ Hormonelle Faktoren: Mit dem Eisprung kommt es beim PMS zu einer Abnahme des Verhältnisses von Progesteron (Gelbkörperhormon) zu Östrogenen (Östradiol). Außerdem kommt es zur Erhöhung der Hormone Prolaktin, Aldosteron, Renin und zu einer Verminderung der Schilddrüsenhormone.

☐ Im Normalzustand lassen die kleinsten Blutgefäße (Kapillaren) immer ein wenig Flüssigkeit in das Gewebe sickern, die von Lymphgefäßen aufgenommen und wieder ins Blut zurückgeleitet wird. Leidet man an einem PMS, werden die Kapillaren nach dem Eisprung jedoch so durchlässig, dass das Lymphsystem in seiner Transportkapazität überfordert wird. Hormone und Kapillardurchlässigkeit tragen dann gemeinsam zu den Wassereinlagerungen (Ödemen) bei.

Die Symptome bei PMS

■ Die Symptome beginnen mit vermehrtem Durst und langsamer Gewichtszunahme. Das Gewicht klettert langsam immer höher und kann schließlich direkt vor der Periode einige Kilogramm mehr betragen als sonst. Extremfälle von 15 Kilogramm plus sind beschrieben worden!

■ Auch wenn man viel trinkt, gelangt so viel Wasser ins Gewebe, dass sich in der Blutbahn zu wenig Flüssigkeit befindet. Obwohl man aufgeschwemmt aussieht, leidet man also an einem inneren Flüssigkeitsmangel! Niedriger Blutdruck und Mattigkeit sind die Folgen. Wärme lässt die Gefäße noch weiter werden und verstärkt die Wassereinlagerungen.

■ Aufgrund der fehlenden Flüssigkeit im Blutkreislauf wird das Hormon Aldosteron, das den Flüssigkeitshaushalt reguliert, vermehrt ausgeschüttet, was wieder den Kaliumgehalt des Bluts senkt. Muskelschwäche und Verstopfung sind die Folgen.

Die Stärke der Beschwerden steigt oft mit der Wassereinlagerung. Manche Patienten können ihr Wohlbefinden mit Hilfe einer Waage bestimmen! Mit Einsetzen der Periode oder kurz danach lassen dann alle Beschwerden nach und das Wohlbefinden kehrt wieder.

Falsche Medikation Zur Linderung der Beschwerden werden häufig wassertreibende Medikamente (Diuretika) verordnet. Diese helfen allenfalls kurzfristig, da sich ja nicht zu viel, sondern zu wenig Flüssigkeit in der Blutbahn befindet. Diuretika entfernen das Wasser also an der falschen Stelle. Schlimmer noch: Die längerfristige Einnahme dieser Tabletten und auch die Einnahme von Abführmitteln erhöhen den Aldosteronspiegel, der dann zu einer weiteren Verschlechterung der Beschwerden führt. Somit erzeugen Diuretika paradoxerweise die Beschwerden, zu deren Behandlung sie eingesetzt werden.

Ähnlichkeiten Zwischen Fibromyalgie und PMS bestehen große Überschneidungen. Vermutlich hängt ein nicht unerheblicher Teil der Symptomatik direkt oder indirekt mit den oben beschriebenen Mechanismen zusammen.

Auch bei der Fibromyalgie liegt vermutlich eine Störung der Gefäßdurchlässigkeit (capillary leak syndrome) vor, bei der jedoch die zyklischen Schwankungen nicht im Vordergrund stehen. Vor der Periode kommt es lediglich zu einer Verstärkung der Gesamtsymptomatik.

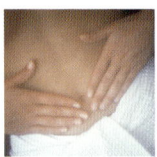

Info

Bei der Therapie der Hypermobilität kommen einem spezifischen Training zur Bandstabilisierung durch den Physiotherapeuten und entwässernden Maßnahmen (siehe Seite 71f.) besondere Bedeutung zu.

Wieso sind die Gelenke so überdehnbar?

Ich leide seit drei Jahren an einer Fibromyalgie. Jetzt hat ein Orthopäde eine starke Bandlaxität (Überdehnbarkeit der Gelenke) festgestellt. Der Arzt vermutet, dass meine Beschwerden daher kommen. Gibt es einen Zusammenhang zwischen Bandlaxität und Fibromyalgie?

Dr. Weiss Die Überdehnbarkeit der Gelenke (Hypermobilität) besteht aus einer vermehrten Dehnbarkeit des Bandapparats mit Überstreckbarkeit der Gelenke und weichem Bindegewebe, die bei 5 bis 15 Prozent der Bevölkerung vorkommt. Fibromyalgie und Hypermobilität werden überraschend oft gemeinsam beobachtet, so dass man hier einen Zusammenhang vermutet. Bis zu 80 Prozent der Fibromyalgiepatienten weisen Zeichen der erhöhten Dehnbarkeit auf. Wie sich dies im Einzelnen erklärt ist jedoch offen. Möglicherweise hängt es mit der Struktur des Bindegewebes zusammen. Das weichere Bindegewebe könnte auch die Ursache für eine größere Bereitschaft zu Ödemen (Wassereinlagerungen), Brüchen (Leistenbruch, Nabelbruch) oder Blasen- und Gebärmuttervorfall sein.

Hängen Migräne und Fibromyalgie zusammen?

Mit den Schmerzen habe ich in den letzten Jahren zu leben gelernt. Was ich aber kaum ertragen kann, sind die Migräneattacken, die ich immer kurz vor meiner Periode bekomme. Dann bin ich für drei Tage so malade, dass ich praktisch nichts mehr unternehmen kann.

Dr. Weiss Migräne und Fibromyalgie sind häufig gekoppelt. Die betroffenen Frauen leiden unmittelbar vor der Regelblutung bzw. in den ersten Tagen der Periode unter den Attacken, die meist in den frühen Morgenstunden beginnen. Nach meiner Beobachtung hängen die Beschwerden häufig mit den Wassereinlagerungen (Ödemen) zusammen, die in dieser Zeit auftreten.

Je ausgeprägter die Ödeme sind, desto häufiger und intensiver treten Migräneattacken auf. Neben den üblichen Medikamenten beim Anfall hilft eine konsequene Ernährungsumstellung (siehe Seite 57f.), die Migräne zu lindern. Ein gewisser Trost mag sein, dass sich die Migräne nach der Menopause meist deutlich bessert.

Ist der Reizdarm die Ursache?

Ich leide seit meiner Jugend unter einem Reizdarm, mit dem ich eigentlich ganz gut zurechtkomme. In den letzten Jahren kamen jetzt aber immer mehr Schmerzen und andere Beschwerden hinzu. Vor vier Wochen hat nun ein Rheumatologe eine Fibromyalgie diagnostiziert.

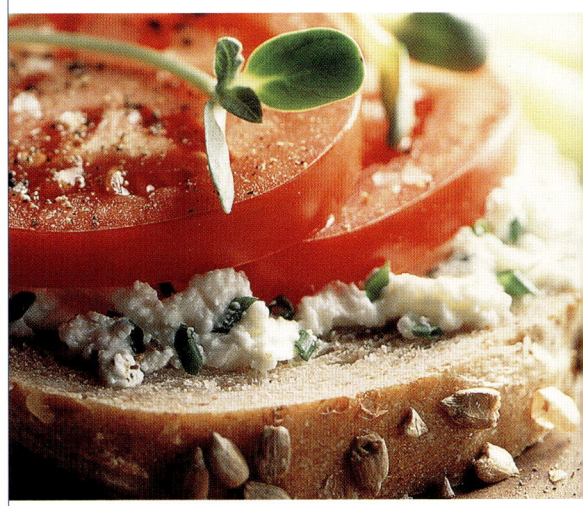

Dr. Weiss Die Reizdarmsymptomatik besteht aus Aufstoßen, Völlegefühl, Magendrücken und vor allem Blähungen, Durchfall oder Verstopfung. Diese Beschwerden finden sich häufig auch bei Fibromyalgie. Untersuchungen zeigten, dass 30 bis 70 Prozent der Patienten mit Reizdarm gleichzeitig unter Fibromyalgie leiden. Umgekehrt weisen 70 Prozent und mehr der Fibromyalgiepatienten einen Reizdarm auf bzw. zeigen die Symptome eines gestörten Verdauungstrakts.

Ähnliche Wurzeln Bezüglich der Ursachen des Reizdarms werden meist die gleichen Faktoren wie bei Fibromyalgie genannt: Störungen im Serotoninstoffwechsel, Veränderungen der vegetativen Regulation usw. Bedenkt man noch, dass 90 Prozent des Serotonins im Magen-Darm-Trakt verwendet werden (siehe Seite 49), liegt es nahe, dass beide Erkrankungen gleiche oder ähnliche Wurzeln haben. So wie bei der Fibromyalgie die Schmerzschwelle allgemein gesenkt ist, so könnte beim Reizdarm diese Schwelle im Darmbereich gesenkt sein.

Bei Migräne empfiehlt sich eine Ernährungsumstellung auf eine Kost mit viel Vollkornprodukten, Kartoffeln, Obst und Gemüse. Sie zieht oft eine Besserung der Migräne nach sich, außerdem ist sie eine der wirkungsvollsten Maßnahmen zur Behandlung der meisten Beschwerden bei Fibromyalgie.

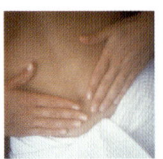

Tipp

Eine medikamentöse Thera-
pie sollte in der Regel »einschleichend« mit niedrigeren Dosierungen erfolgen.
So kann man sich an die
richtige Menge herantas-
ten. Die Dosierungen sollte
man selbstverständlich
immer mit dem behandeln-
den Arzt absprechen, da es
bei manchen Erkrankungen
wichtig ist, sofort eine ausreichende Dosis zu erhalten.

Warum bekommt man so viele Nebenwirkungen?

*Wenn ich Medikamente nehme, bekomme ich fast alle Nebenwir-
kungen, die auf dem Beipackzettel stehen. Im Krankenhaus hat man
mich verdächtigt, ich würde etwas vorspielen, als ich nach einem
leichten Schlafmittel morgens gar nicht mehr aus dem Bett kam.
Hängt das mit meiner Fibromyalgie zusammen?*

Dr. Weiss Fibromyalgiepatienten erleiden in der Regel mehr
Nebenwirkungen auf Medikamente als andere Patienten. Das
betrifft nicht nur die »klassischen« Nebenwirkungen, wie z. B.
Magenschmerzen auf Rheumamittel. Es treten auch unge-
wöhnliche und seltene Nebenwirkungen bereits auf sehr niedrige
Dosierungen auf. Es ist z. B. kaum möglich, Antidepressiva in der
üblichen Dosierung einzunehmen. Die Nebenwirkungen sind
dann so massiv, dass der Betroffene diese Präparate in der Zukunft komplett ablehnt. Manche Patienten werden wegen dieser
erhöhten Empfindlichkeit nicht ernst genommen oder verdächtigt, sie würden sich die Beschwerden einbilden.

Fehlende Stabilität Eine Erklärung für die erhöhte Empfindlichkeit könnte im labilen vegetativen Nervensystem der Betroffenen (siehe Seite 13) liegen. Aufgrund der fehlenden Stabilität
vieler Regelkreise des Körpers können bereits geringe Einwir-
kungen von außen, z. B. Medikamente, das bestehende Gleichgewicht kippen und unangenehme Symptome hervorrufen.

Warum friert oder schwitzt man dauernd?

*Mein Mann zieht mich immer auf, weil ich so verfroren bin. Wenn
andere noch im Hemd sind, brauche ich schon Pullover und Jacke.
Schon ein leichter Luftzug reicht aus, und ich bin erkältet.*

Dr. Weiss Zu den vegetativen und funktionellen Beschwerden
bei Fibromyalgie gehören auch die Wärmeregulationsstörun-
gen. Die Mehrzahl der Betroffenen klagt über eine abnorme

Kälteempfindlichkeit. Temperaturen, bei denen sich andere pudelwohl fühlen, sind für sie schon deutlich zu kalt. Besonders bei feuchtkaltem Wetter können sie sich gar nicht warm genug anziehen.

Schwitzen und frieren Etwas seltener ist vermehrtes Schwitzen. Steigt die Temperatur im Sommer nur geringfügig, leiden diese Patienten unter der kaum erträglichen Hitze. Nachts müssen sie sich mehrfach umziehen, da sie tropfnass aufwachen. Besonders geplagt sind Menschen, die unter Hitze- und unter Kälteüberempfindlichkeit leiden. Nur in einem sehr schmalen Temperaturbereich fühlen sie sich noch wohl. Und bei manchen kommt es zu einer ungewöhnlichen Kombination: Sie haben eiskalte Hände oder Füße, gleichzeitig läuft der Schweiß unter den Achseln.

Temperaturtraining Die meisten Betroffenen versuchen, das Problem zu lösen, indem sie Kälte und Hitze meiden. Doch diese »Lösung« hat leider die Konsequenz, dass der Körper die Wärmeregulation nicht mehr trainiert und so das Problem langfristig immer größer wird. Umgekehrt geht es besser: Durch die bewusste Konfrontation mit Kälte und Wärme kann die Regulationsbreite erhöht werden. Diese Erkenntnis ist nicht neu. Schon Pfarrer Kneipp wusste um die heilsame Wirkung von warmen und kalten Anwendungen. Seine Erkenntnisse gelten noch heute. Zu Hause sollte man z. B. morgens erst heiß und dann eiskalt duschen. Dabei beginnt man mit der Abkühlung an Armen und Beinen. Mit dem Körper und dem Gesicht schließt man die kurze Kaltanwendung ab. Auch Saunen (mit kaltem Tauchbecken als Abschluss) ist ein gutes Verfahren.

Die Wärmeregulationsstörung hängt übrigens nicht vom Gewicht ab: Übergewichtige sind genauso betroffen wie Schlanke.

Störung der Wärmeregulation

Man kann die Beschwerden auf die gestörte vegetative Regulation zurückführen. Die Temperatur des Menschen wird vor allem durch die Feinregulation der Blutgefäße in der Haut gesteuert. Tritt man aus der Wärme in die Kälte, ziehen sich die Hautgefäße zusammen, und die äußeren Hautschichten kühlen ab. Dadurch reduziert sich die Wärmeabgabe an die Umgebung, der Körperkern bleibt warm. Umgekehrt strömt mehr Blut in die Haut hinein, um bei Anstrengung oder höheren Außentemperaturen die überschüssige Wärme nach außen zu leiten. Reicht dies nicht, produziert der Körper noch Schweiß, wodurch die Wärmeabgabe sehr wirkungsvoll gesteigert wird. Wenn man, wie manche Betroffene, nicht richtig schwitzen kann, steigt die Körpertemperatur, und man kann sogar bei Anstrengung Fieber bekommen!

Wärme- und Kältekammer Moderner geht es mit der Kombination von Wärme- und Kältekammer. Einer Aufwärmung, z. B. in einer Infrarotkammer (siehe Seite 64) folgt der Aufenthalt in einer Kältekammer bei Temperaturen zwischen −60 bis −110°. Durch die schockartige Abkühlung ziehen sich auch untrainierte Hautgefäße zusammen. Schon nach einigen Anwendungen – so die Erfahrung in meiner Praxis – nimmt der Zeitraum zu, den man sich mühelos in der Kältekammer aufhalten kann. Dies führt auch im Alltag zu einer deutlich verbesserten Wärme- und Kältetoleranz, kalte Füße werden wärmer.

Warum ist man so überempfindlich?

Ich bin 55 Jahre alt, verheiratet und habe zwei erwachsene Kinder. Seit ich die Krankheit habe, werde ich immer empfindlicher. Neulich habe ich meinen Mann angeschnauzt, nur weil er mich in den Arm genommen hat. Mir hat seine Umarmung körperlich wehgetan! Warum bin ich so überempfindlich?

Dr. Weiss Ein akuter Schmerz hat eine Signal- und Warnfunktion, um vor einer drohenden Schädigung zu schützen. Ist die Irritation (z.B. Hitze, mechanische Schädigung) vorbei, dann lässt auch der Schmerz folgenlos nach. Beim chronischen Schmerz hat das Leid keine Warnfunktion mehr, er tritt unabhängig von äußeren Einflüssen auf. Somit ist der Schmerz selbst zur Krankheit geworden.

Erklärbar ist dies nur, wenn man die neueren Erkenntnisse der Schmerzleitung und -verarbeitung berücksichtigt. Grundsätzlich besagen sie, dass alle Impulse nicht unverändert bis ins Großhirn, dem Träger des Bewusstseins, weitergegeben werden. Alle Schmerzreize werden vielfach gefiltert und modifiziert, um das Gehirn nicht mit sinnlosen Impulsen zu überschwemmen und zu überfordern. Solche Filter sitzen besonders im Rückenmark und in den tiefen Hirnabschnitten. Dauerschmerzen schädigen diese

Von Descartes stammt die Vorstellung, Schmerz funktioniere nach dem Modell einer Klingel: Eine Schädigung »drückt auf den Knopf«, und im Gehirn »klingelt« es dann in Form eines Schmerzes. Mit solch einer einfachen Vorstellung kann man sich den akuten Schmerz erklären, das Phänomen des chronischen Schmerzes bleibt dagegen unerklärlich.

Filter und machen sie durchlässiger. Emotionale Faktoren und die Vorerfahrungen mit Schmerz beeinflussen gleichfalls die Art der Schmerzverarbeitung. Sind die Schmerzen häufig und intensiv, hat man bereits früher schlechte Erfahrungen damit gemacht, und befindet man sich in einer depressiven Verfassung, dann besteht die Gefahr, dass die Schmerzen chronifizieren. Sie werden zu einer eigenen Krankheit.

Kommt die Vergesslichkeit von der Fibromyalgie?

Seit ich unter Fibromyalgie leide, stelle ich fest, ich werde immer vergesslicher. Ich muss mir kleine Merkzettel schreiben, sonst vergesse ich die alltäglichsten Dinge. Kann das auch mit der Fibromyalgie zusammenhängen?

Dr. Weiss Die überwiegende Mehrzahl der Patienten klagt über Vergesslichkeit, Konzentrationsstörungen und ein allgemeines Nachlassen der geistigen Kräfte. Typisch ist folgende Situation: Man steht auf, um etwas zu erledigen, geht einige Schritte und plötzlich weiß man nicht mehr, was man eigentlich tun wollte. Viele Patienten machen sich daher Sorgen, ob sie am Anfang einer Hirnerkrankung, z. B. Alzheimer, stehen.

Schmerz als Bedrohung Als Ursache für die Erkrankung wird neben den Veränderungen der hormonellen Regulation Folgendes vermutet: Schmerz ist für den Körper immer ein Signal, das vor allen anderen Wahrnehmungen eine vorrangige Bedeutung hat. Schmerz bedeutet eine unmittelbare Bedrohung, die sofortiges Handeln – Flucht oder Angriff – notwendig macht. Vor dieser Tatsache verblassen alle andere Aufgaben oder Denkinhalte. Fragen nach täglichen Erledigungen oder Beruflichem werden angesichts einer körperlichen Bedrohung sekundär. Jeder, der einmal heftige Zahnschmerzen hatte, weiß, dass man sich in so einer Situation auf nichts mehr konzentrieren kann. Bei Fibromyalgie sind die Schmerzen und die begleitenden

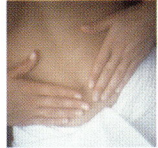

Info

Halten Muskelschmerzen über Monate oder Jahre an, wird nicht nur der Bewegungsapparat immer empfindlicher, auch für jeden anderen Schmerz ist die Sensibilität erhöht. Selbst leichte Berührungen werden als unangenehm, zum Teil sogar als unerträglich wahrgenommen. Für die Betroffenen – und noch mehr für Außenstehende – ist dies kaum nachvollziehbar, oder es wird fälschlicherweise ein »Prinzessin-auf-der-Erbse-Syndrom« diagnostiziert.

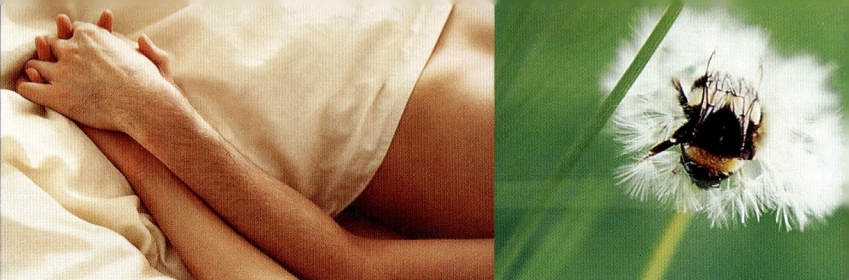

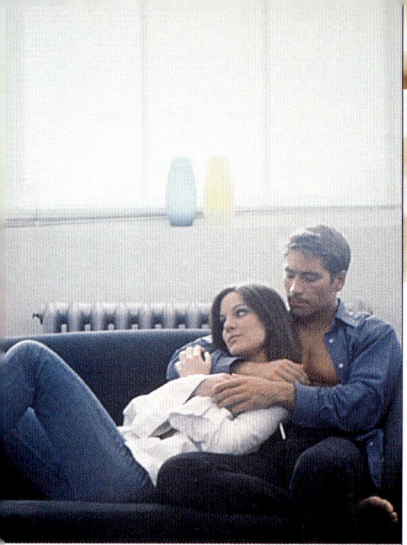

Bild links und Mitte: Wenn aufgrund der vielfältigen Beschwerden die Lust auf Sex schwindet, ist besonders großes Verständnis vonseiten des Partners gefragt. Bild rechts: Fibromyalgiekranke reagieren häufig auch noch allergisch, beispielsweise auf Blüten- und Gräserpollen oder auf bestimmte Lebensmittel.

Nicht nur Frauen haben Schwierigkeiten mit der körperlichen Nähe. Fibromyalgiekranke Männer haben ähnliche Probleme, sie klagen darüber hinaus auch über Schwierigkeiten mit der Potenz.

Denkhemmungen chronisch geworden. Kein Wunder, dass die täglichen Aufgaben nicht mehr so gut von der Hand gehen. Man kann es aber auch positiv formulieren: Sobald die Schmerzen nachlassen, werden die geistigen Kräfte wieder wach!

Warum lässt die Lust auf Sex nach?

Seit ich an Fibromyalgie leide, empfinde ich überhaupt kein sexuelles Verlangen mehr – obwohl ich erst 42 Jahre alt bin. Bezüglich meiner Ehe führt dies zu ziemlichen Spannungen. Außerdem habe ich ein schlechtes Gewissen und fühle mich irgendwie schuldig.

Dr. Weiss Schmerzen und sexuelle Bedürfnisse sind zwei Bereiche, die sich gegenseitig weitgehend ausschließen. Fast alle Fibromyalgiepatientinnen, die ich kenne, berichten, sie würden kaum noch sexuelles Verlangen empfinden. Besonders in Phasen von intensiven Beschwerden ist die körperliche Berührung einfach unangenehm. Bereits Streicheln kann Schmerzen hervorrufen. Für den Partner ist das kaum nachvollziehbar. Nicht betroffene Männer haben den Eindruck, sie seien mit einer »Prinzessin auf der Erbse« (siehe Info Seite 41) verheiratet.

Hormonstörungen Ob all dies eine Folge von zentralen Regulationsstörungen oder vorwiegend psychologisch zu erklären ist, sei dahin gestellt. Bekannt ist, dass chronischer Schmerz und Stress zu einer deutlichen Störung der Sexualhormone führt. Für die Betroffenen ist es wichtig zu wissen, dass alles Teil und Folge der Erkrankung ist. Dieses Wissen ist natürlich auch für die Partner von Bedeutung, die sich fragen, ob die Schwierigkeiten an ihnen selbst, dem Partner, der Beziehung oder der Erkrankung liegen. Freude an der Sexualität ist weitgehend von den Schmerzen abhängig. Wenn sie nachlassen, kehren auch das Verlangen und der Wunsch nach körperlicher Nähe zurück.

Haben Fibromyalgiekranke häufiger Allergien?

Ich bin 28 Jahre alt und leide seit neun Jahren an Fibromyalgie, jetzt wurde noch eine Neurodermitis diagnostiziert. Wird das bei Fibromyalgieerkrankten häufiger beobachtet?

Dr. Weiss Es gibt Hinweise darauf, dass Fibromyalgiepatienten insgesamt eine erhöhte Allergieneigung haben (siehe auch »Hängen MCS und Fibromyalgie zusammen?«, Seite 18f.). Ob dies mit der zentralen Regulationsstörung zusammenhängt oder eine unabhängige Störung darstellt, ist nicht bekannt. Dass Neurodermitis speziell bei Fibromyalgiepatienten vermehrt vorkommt, ist mir nicht bekannt. Wenn die Erkrankungen zu weit auseinander liegenden Zeitpunkten auftreten, würde ich eher eine getrennte Ursache vermuten.

Kann Amalgam schuld an den Beschwerden sein?

Ich leide seit über 15 Jahren an Fibromyalgie. Ich habe Diverses versucht, aber es hat nicht viel geholfen. Nun erklärte mir ein Heilpraktiker, dass die ganzen Beschwerden mit meinen Amalgamfüllungen zu tun hätten. Ich sollte mir alle Blomben entfernen lassen. Ist da etwas dran? Lohnt sich der Aufwand, denn es ist ja auch eine kostspielige Angelegenheit?

Dr. Weiss Amalgamfüllungen werden seit langem für viele, sehr unterschiedliche Beschwerden verantwortlich gemacht. Einige dieser Beschwerden überschneiden sich mit den Fibromyalgiesymptomen. Es sind vor allem die unspezifischen wie Abgeschlagenheit, Müdigkeit, Konzentrationsschwäche und verschiedene allergische Symptome, die auf eine Belastung mit Amalgam

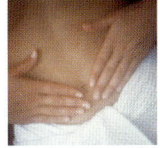

Info

Amalgam ist eine Legierung aus Quecksilber, Zinn, Silber, Kupfer und Zink – und eigentlich ein hervorragendes Füllmaterial für Karieslöcher in den Zähnen. Allerdings ist vor allem das enthaltene Quecksilber bedenklich, denn es kann ausgasen und wird dann über die Haut und die Schleimhäute in den Organismus aufgenommen.

zurückgeführt werden. Die Mehrzahl der Forscher glaubt derzeit nicht, dass Amalgam solche Beschwerden machen kann. Doch dies wird von einer kleineren Zahl von Experten heftig bestritten. Bezüglich der Fibromyalgie kenne ich keine einzige Untersuchung, die sich systematisch damit beschäftigt, ob Amalgam die Krankheit auslösen oder verschlechtern kann. Insofern ist jede Aussage dazu spekulativ. Ich habe allerdings viele Patienten, bei denen die Zähne gründlich »saniert« wurden. Mein Eindruck: Der Aufwand hat sich so gut wie nie gelohnt.

Manchmal gibt es jedoch andere Gründe, Amalgam entfernen zu lassen, wenn beispielsweise eine bestimmte Allergie nachgewiesen wurde. Aber dies ist dann ein anderes Thema und ein anderes Krankheitsbild.

Kann eine Operation bei Kieferschmerzen helfen?

Ich leide seit längerer Zeit unter Fibromyalgie. Jetzt war ich des Öfteren beim Zahnarzt und beim Kieferorthopäden, weil meine Schmerzen – vor allem nachts – nicht besser werden. Eine Beißschiene habe ich bereits erhalten, sie hat aber nichts gebracht. Sollte ich mich operieren lassen?

Dr. Weiss Kieferschmerzen sind ausgesprochen häufige Beschwerden bei Fibromyalgie. 80 bis 90 Prozent der Betroffenen leiden im Verlauf der Erkrankung darunter. Sehr häufig sind die örtlichen Maßnahmen am Kiefergelenk nicht erfolgreich, da die Beschwerden nicht mit dem Gelenk, sondern mit der niedrigen Reizschwelle zu tun haben. Vor operativen Eingriffen empfiehlt es sich daher, erst alle anderen therapeutischen Maßnahmen konsequent durchzuführen. Im Allgemeinen werden die Beschwerden am Kiefergelenk deutlich besser, wenn die Schmerzen insgesamt nachlassen.

Beseitigt Zähneziehen die Schmerzen?

Obwohl mir schon drei Zähne gezogen worden sind, lassen die wechselnden Zahnschmerzen nicht nach. Jetzt wurde mir vorgeschlagen, radikal alle Zähne zu ziehen, damit ich endlich Ruhe habe. Soll ich das wirklich machen lassen?

Dr. Weiss Fibromyalgiepatienten leiden sehr oft – neben ihren oft den gesamten restlichen Körper betreffenden Schmerzen – unter nicht erklärlichen Zahnschmerzen. Der Zahnarzt findet entweder nur gesunde Zähne, oder aber er entdeckt einen Befund, der jedoch nicht die Intensität der Beschwerden erklärt. Ähnlich wie bei Schmerzen im Kiefergelenk, sind die Beschwerden nicht durch die Zähne selbst bedingt. Die Schmerzen erklären sich durch die veränderte Verarbeitung im Gehirn. Die Dauerschmerzen senken die Schmerzschwelle so erheblich, dass zum Schluss die normalen Impulse der Zahnnerven als Schmerzen wahrgenommen werden.

Was kann man bei »unruhigen Beinen« tun?

Seit längerer Zeit stelle ich bei mir fest, dass ich nachts – vor allem beim Einschlafen – ein äußerst merkwürdiges Gefühl in den Beinen bekomme. Wenn ich sie bewege, wird es ein bisschen besser. Gleichzeitig ist das Bewegen aber sehr störend, weil ich so nicht gut einschlafen kann.

Dr. Weiss Das Syndrom der »unruhigen Beine« (restless legs) ist schwer zu beschreiben. Es besteht aus einem unangenehmen Gefühl von Unruhe oder Spannung in den Beinen, das bei Ruhe, beim Einschlafen oder im Schlaf auftritt. Bei leichteren Formen der Erkrankung ist es nur lästig. Es kann jedoch auch ausgesprochen quälende Ausmaße annehmen.

Störung der Reizverarbeitung Fibromyalgiepatienten leiden wesentlich häufiger als andere Menschen unter diesem Beschwerdebild. Der Grund dafür ist allerdings noch nicht klar. Es wird eine Störung der Reizverarbeitung und eine erhöhte vegetative Labilität der Patienten als Ursache vermutet. Die medikamentöse Behandlung ist oft schwierig und sollte bei hartnäckigen Fällen unbedingt unter Hinzuziehung eines Neurologen erfolgen.

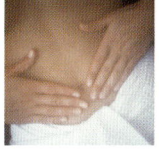

Tipp

Es empfiehlt sich große Zurückhaltung vor weiter gehenden Eingriffen an den Zähnen, besonders vor solchen, die nicht rückgängig gemacht werden können. Leider gibt es eine Reihe von Fibromyalgiepatienten, denen ganze Zahnreihen entfernt wurden, ohne dass sich der erwünschte Erfolg einstellte. Eine konsequente Schmerzbehandlung hat hier Vorrang (siehe dazu Seite 56).

Die Diagnose
der Fibromyalgie

Da es sich bei der Fibromyalgie um ein äußerst komplexes Krankheitsbild handelt, dauert es meist sehr lang, bis die richtige Diagnose gestellt wird. Hinzu kommt, dass praktisch keine Laborbefunde vorliegen, die es dem Arzt erleichtern würden, sich ein klares Bild zu machen. Besteht der Verdacht auf eine Fibromyalgie, empfiehlt es sich daher, einen Mediziner aufzusuchen, der mit der Erkrankung Erfahrung hat.

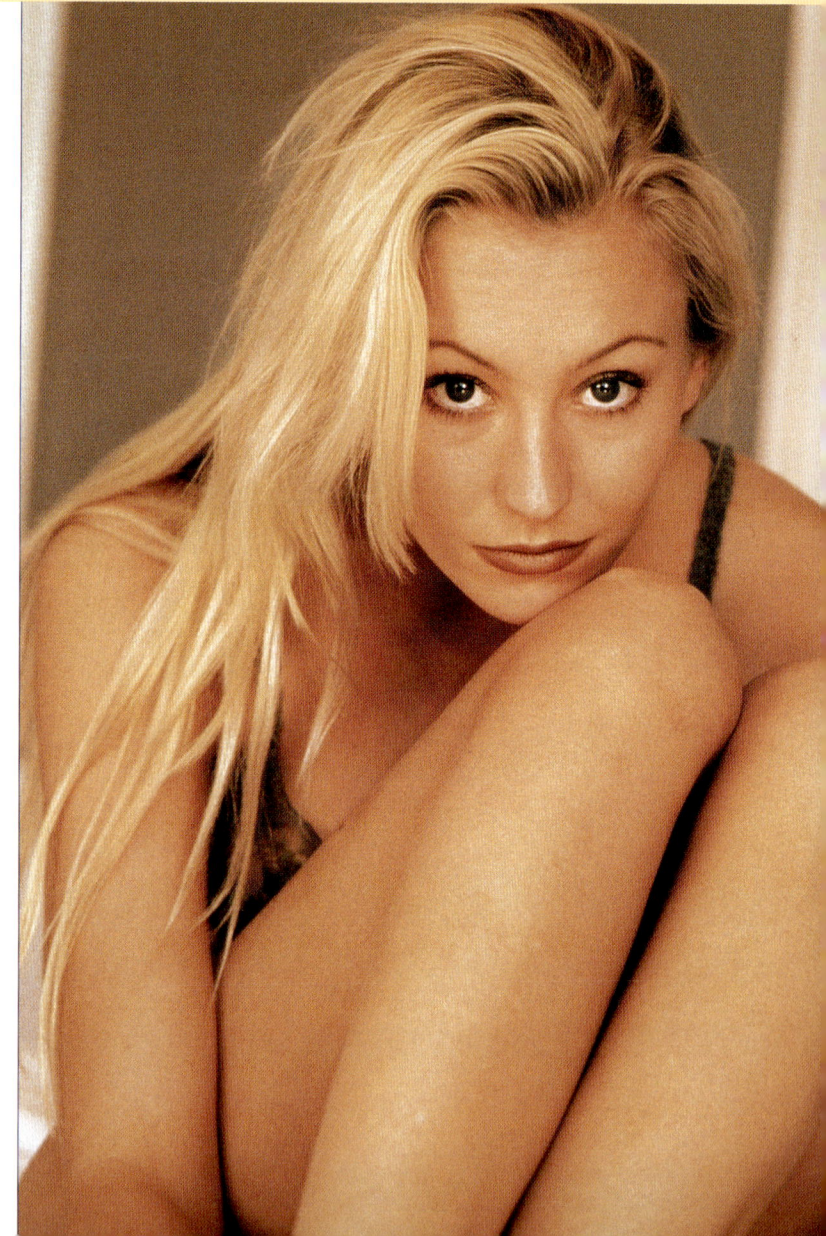

Basisinformationen zur Diagnosestellung

Die Diagnose einer Fibromyalgie ist vergleichsweise einfach. Dennoch wird sie derzeit erst durchschnittlich nach siebenjährigem Krankheitsgeschehen gestellt. Für diese äußerst bedauerliche Verzögerung gibt es mehrere Gründe. Vor allem ist die Krankheitsbezeichnung relativ neu. 1976 wurde der Begriff erstmals geprägt und 1990 von der amerikanischen rheumatologischen Gesellschaft zu einer »offiziellen« Krankheit erhoben. Erfahrungsgemäß reicht diese kurze Zeitspanne nicht aus, damit sich eine neue Bezeichnung allgemein durchsetzt. In Deutschland ist das derzeit noch nicht ganz der Fall. Vielfach wird die Existenz des Krankheitsbilds sogar bestritten.

Ein weiterer Grund für die langwierige Diagnosestellung liegt paradoxerweise in der Vielzahl der Beschwerden. Da die Patienten unter höchst unterschiedlichen Symptomen leiden, sieht der Arzt manchmal den »Wald vor lauter Bäumen« nicht. Am Montag berichtet der Patient von Rückenschmerzen, am Dienstag von Bauchbeschwerden, mittwochs tut die Blase weh, Donnerstag schmerzen die Muskeln überall, und freitags leidet er unter Schlafstörungen... Die Fülle der Beschwerden vernebelt den Blick auf den Kern des Krankheitsbilds.

> Es gibt inzwischen, relativ klare Richtlinien, die jeden Arzt in die Lage versetzen, innerhalb kürzester Zeit eine Fibromyalgie sicher zu diagnostizieren.

Diagnosekriterien in den USA

Nach den Angaben des American College of Rheumatology (ACR) von 1990 gibt es folgende diagnostische Kriterien:

☐ Schmerzen, die im Wirbelsäulenbereich und in beiden Armen und/oder Beinen oder einer Körperhälfte über mehr als drei Monate auftreten

☐ Das Vorliegen von Schmerzpunkten (»tender points«); hierbei sollten mindestens 11 von 18 definierten tender points auf

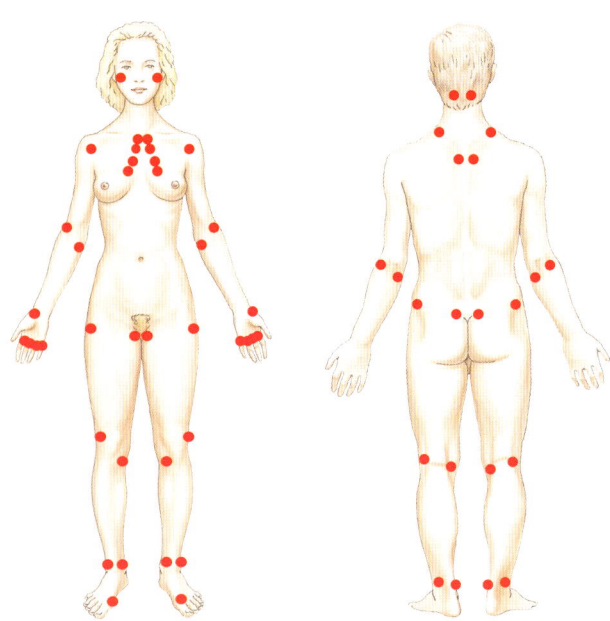

Diese Punkte, die tender points, können bei einer Fibromyalgie schmerzen. Nicht alle eingezeichneten müssen betroffen sein, und nicht alle in gleicher Intensität.

Allgemeinärzte, Orthopäden, Internisten, Neurologen und Rheumatologen sind am häufigsten in der Lage, eine Fibromyalgie richtig zu diagnostizieren.

einen Daumendruck von vier Kilopond (kp) deutlich schmerzhaft sein

☐ Ausschluss von anderen – besonders entzündlich-rheumatischen – Erkrankungen

Es handelt sich bei dieser Definition um eine reine Krankheitsbeschreibung. Auf die möglichen Ursachen, seelisch oder körperlich, wird nicht eingegangen. Auch die vegetativen und seelischen Symptome sind darin nicht enthalten. Einen anderen Weg geht man in Deutschland. Hier werden – bei Unsicherheit bezüglich der Diagnosestellung – die letzteren Beschwerden als »Nebenkriterien« herangezogen. Diese umfassendere Definition der Fibromyalgie hat sich jedoch international nicht durchgesetzt.

Ein erfahrener Arzt ist wichtig

Der wesentliche Punkt der Diagnostik ist also das Gespräch mit einem entsprechend erfahrenen Arzt. Es folgen eine körperliche Untersuchung und eventuell einige Laboruntersuchungen. Vielleicht ergibt sich zusätzlich der Verdacht auf eine andere Erkrankung, die ausgeschlossen werden sollte. Dann sind vielleicht noch andere Untersuchungen notwendig. In aller Regel ist die Diagnose innerhalb weniger Tage möglich.

Von der Selbstdiagnose möchte ich abraten. Wenn man bei sich selbst den Verdacht auf eine Fibromyalgie hat, dann kann man diesen Verdacht aufgrund von bestimmten Kriterien verdichten, die endgültige Diagnose sollte jedoch ein Experte stellten. Da Fibromyalgie viele Fachgebiete betrifft, gibt es nicht einen bestimmten Facharzt, der hierfür prädestiniert wäre. Es kommt auf die persönliche Erfahrung und Vorbildung an.

Fragen und Antworten

Was hat Serotonin mit Fibromyalgie zu tun?

Bei mir besteht der Verdacht auf eine Fibromyalgie. Nun möchte mein Arzt meinen Serotoninspiegel untersuchen lassen, um die Diagnose zu bestätigen. Geht das so, und was hat Serotonin mit Fibromyalgie zu tun?

Dr. Weiss Eine der frühen Erkenntnisse der Fibromyalgieforschung war die Tatsache, dass Serotonin, ein Neurotransmitter, im Zentralnervensystem (Rückenmark und Gehirn) vermindert ist. Da der Stoffwechsel und die Funktion des Serotonins recht komplex sind, hierzu einige Informationen.

Verbrauch im Darm Serotonin wird im Darm aus der Aminosäure Tryptophan hergestellt. Etwa 1,0 bis 1,5 Gramm nimmt man bei durchschnittlicher Ernährung davon jeden Tag auf. Es handelt sich um eine so genannte essenzielle Aminosäure, d. h., wir können sie nicht selbst herstellen, sondern sind auf die Aufnahme mit der Nahrung angewiesen. Im Darm werden auch über 90 Prozent des Serotonins verbraucht. Was dieses Hormon hier bewirkt ist noch Gegenstand der Forschung. Bisher ist bekannt, dass es die Bewegungsabläufe des gesamten Verdauungstrakts koordiniert.

Produktion im Gehirn Im Gehirn findet sich nur ein Prozent des Serotonins. Es gelangt jedoch nicht direkt aus dem Blut dorthin: Für das Hormon besteht eine so genannte Blut-Hirn-Barriere, die praktisch undurchdringbar ist. Daher wird Serotonin im Gehirn direkt aus Tryptophan hergestellt. Serotonin ist nicht gleichmäßig im Gehirn verteilt. Zu 90 Prozent ist es in der Zirbeldrüse (Epiphyse) konzentriert. Die restlichen zehn Prozent (und damit nur 0,1 Prozent der Gesamtmenge) sorgen im gesamten restlichen Gehirn für die angenehme Wirkung.

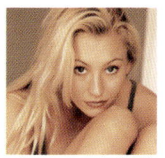

Info

Zehn Prozent des Serotonins gelangen ins Blut, wo es fast ausschließlich in den Blutplättchen gespeichert wird. Daher kann man es im Serum (d. h. ohne Blutkörperchen) nicht untersuchen. Auch die Bestimmung im Vollblut ist mit großen Schwankungen behaftet, da die Blutplättchen bei der Entnahme verletzt werden können und in größerem Maß Serotonin freisetzen. Kurz: Serotonin sollte man nicht im Blut bestimmen – geeignet wäre die Rückenmarksflüssigkeit (Liquor), was aber für den Patienten eine sehr belastende Untersuchung darstellt.

Die Wirkungen des Serotonins

Serotonin hat vielfältige Aufgaben im Organismus. Vereinfachend kann man sagen, dass das Hormon ausgleichend und harmonisierend wirkt, die Stimmung hebt, Angst löst, Schmerzen reduziert und den Schlaf fördert.

Es ist u. a. beteiligt an:

- Stimmung
- Schmerzverarbeitung
- Stressverarbeitung
- Tag-Nacht-Rhythmus
- Regulation des vegetativen Nervensystems
- Schlaf
- Sexualität
- Gedächtnis
- Angst und Aggression
- Appetit
- Regulation der Motorik

Rezeptoren werden oft mit Schlüssellöchern verglichen, in die der Serotoninschlüssel hineinpasst. Von diesen Schlüssellöchern sind mittlerweile mehr als 20 verschiedene bekannt. Sie sind in unterschiedlicher Menge in den einzelnen Organen und Organteilen verteilt. Die Wirkung einzelner Rezeptoren ist bekannt. Für die meisten gilt jedoch, dass wir nur ungenaue Vorstellungen über ihre Wirkung haben.

Zaubersubstanz? Serotonin ist das »Wohlfühlhormon« des Menschen! Sieht man sich die Liste der Wirkungen an, liegt der Schluss nahe, dass viele Fibromyalgiesymptome mit einem Mangel dieser Zaubersubstanz zu tun haben könnten. Doch Vorsicht: Die Wirklichkeit ist viel komplizierter! Serotonin ist keineswegs die einzige Substanz, die im Gehirnstoffwechsel eine Rolle spielt. Andere Stoffe haben eine mindestens so große oder größere Bedeutung!

Botenstoff Serotonin ist vor allem ein Neurotransmitter. Das bedeutet, es ist zuständig für die Vermittlung von Nervenimpulsen zwischen den Nervenendigungen. In dem kleinen Zwischenraum zwischen den Enden der Nerven (synaptischer Spalt) überbrückt es die Lücke und löst einen elektrischen Impuls am Rezeptor (Andockstelle) der gegenüberliegenden Seite aus. Ein Nervenimpuls setzt Serotonin aus Vorratsspeichern (Vesikeln) frei. Es durchquert den synaptischen Spalt und dockt an einem Rezeptor an. Von dort aus wird das Signal dann elektrisch weitergeleitet. Nachdem das Serotonin seine Arbeit getan hat, und die Erregungswelle erfolgreich auf die gegenüberliegende Seite des Nervs übertragen wurde, geht es zurück zum Ausgangspunkt, den Vorratsspeichern, wo es für einen neuen Nervenimpuls bereit liegt.

Hormonwirkung Im Gehirn wirkt Serotonin auch als Hormon. Von bestimmten Kernen des Mittelhirns ziehen lange Nervenbahnen mit freien Endigungen in das gesamte Hirn und schütten dort Serotonin aus. Die Verzweigung dieses »serotonergen Systems« ist ungeheuer dicht. Man geht davon aus, dass es im Gehirn keine Nervenzelle gibt, die nicht mehr oder minder dicht daran angeschlossen ist. Auch hier gilt: Was dies für eine einzelne Krankheit bedeutet, ist noch nicht ausreichend bekannt.

Normaler Abbau Serotonin wird von dem Enzym Monoaminoxidase (MAO) abgebaut. Es findet sich vor allem im Darm, in der Leber und der Lunge. Nach einer weiteren Umwandlung kann es dann über die Nieren ausgeschieden werden.

Abbau bei Darmerkrankungen Wichtig ist auch folgender Zusammenhang: Entzündungen im Darm führen zu einem vermehrten Abbau von Tryptophan und damit auch zu einer Verminderung des verfügbaren Rohstoffs für die Serotoninherstellung des Gehirns. So könnte sich erklären, dass bei chronischen Darmentzündungen und -reizungen das ausgleichende »Wohlfühlhormon« nicht ausreichend vorhanden und damit das Allgemeinbefinden entsprechend beeinträchtigt ist.

Warum sind tender points wechselnd empfindlich?

Bei einer Untersuchung beim Orthopäden hätte ich schreien können, als er auf die tender points gedrückt hat. Zwei Monate später war ich dann bei einem Rheumatologen. Dort hat die Untersuchung deutlich weniger wehgetan, und er hat daraufhin an der Diagnose »Fibromyalgie« gezweifelt. Woran liegt das?

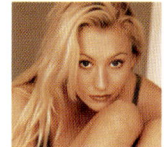

Info

Ein weiterer Abbauweg des Serotonins ist gleichfalls interessant: Die Substanz wird auch zu Melatonin umgewandelt – das ist das Hormon, das vor allem für den Schlaf-wach-Rhythmus von entscheidender Bedeutung ist.

Dr. Weiss Die Druckpunkte bei Fibromyalgie (tender points) sind im Allgemeinen Muskel-Sehnen-Übergänge. Auch an den Knorpel-Knochen-Grenzen sind sie beschrieben. Eines der diagnostischen Kriterien für die Diagnose einer Fibromyalgie ist die Überempfindlichkeit bei einem Daumendruck von bis zu vier Kilopond (kp). Überempfindlichkeit bedeutet, dass der Patient sprachlich oder nicht sprachlich Schmerz äußert. Sowohl Daumendruck als auch Schmerzempfindung sind subjektiv und unterliegen selbstverständlich Schwankungen. Mit einem entsprechenden Messgerät (Dolorimeter) kann man zwar den Druck normieren, für die Diagnosestellung hat sich dieses Gerät jedoch nicht bewährt. Der Daumendruck eines geübten Untersuchers ergibt einen zuverlässigeren Befund.

Unterschiedlich schmerzhaft Unabhängig von der Ungenauigkeit der Untersuchungsmethode ist jedoch bekannt, dass tender points in ihrer Empfindlichkeit erheblichen Schwankungen unterliegen. Generell kann man sagen, dass sie um so empfindlicher sind, je schlechter das Krankheitsbild ist. Das gilt auch während eines fieberhaften Infekts.

Auch umgekehrt gilt: Geht es dem betreffenden Patienten gut, lässt die Empfindlichkeit der Druckpunkte nach. Das kann sogar so weit gehen, dass sie überhaupt nicht mehr nachweisbar sind. Versucht man in dieser Phase die Diagnose zu stellen, kann es erhebliche Verwirrungen geben.

Warum sind alle Laborwerte in Ordnung?

Ich habe erst seit kurzem die Diagnose »Fibromyalgie«. Leider kann ich nichts damit anfangen. Wie kann es angehen, dass alle Blutwerte (Rheumawerte und auch sonstige Laborwerte) im Normbereich sind, ich aber trotzdem massive Beschwerden habe. Ich finde leider auch keinen Facharzt, der mir weiterhelfen könnte.

Dr. Weiss Fibromyalgie kann man weder aufgrund von Laborwerten noch durch andere technische Untersuchungen (wie beispielsweise Röntgen, Ultraschall, Computertomografie usw.) diagnostizieren. Es gibt zwar eine Reihe von gesicherten Störungen im Hormonhaushalt, sie eignen sich jedoch nicht für eine Diagnosestellung, da sie nicht nur bei der Fibromyalgie vorkommen. Außerdem ist die Bestimmung dieser Werte (z. B. Substanz P, Serotonin im Zentralnervensystem, Wachstumshormon, CRH, Kortisol usw.) mit hohem Aufwand und einigen Nebenwirkungen verbunden.

Was bedeuten Serotoninantikörper im Blut?

Bei mir wurden Antikörper gegen Serotonin im Blut festgestellt. Jetzt wurde mir gesagt, ich habe Fibromyalgie. Außer gelegentlichen Kreuzschmerzen fühle ich mich aber pudelwohl. Bekomme ich die Krankheit vielleicht erst in der Zukunft?

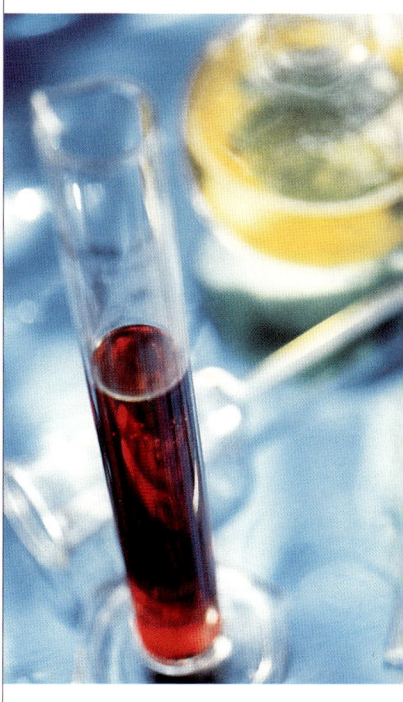

Dr. Weiss Es gibt im Organismus zahlreiche Antikörper gegen körpereigene Strukturen und Substanzen. Einige davon werden für die Diagnostik von bestimmten Erkrankungen herangezogen. Bekannt sind beispielsweise die so genannten Rheumafaktoren, die einen Hinweis auf entzündlich-rheumatische Erkrankungen geben. Daneben bestehen aber auch Antikörper, die nicht unbedingt mit einer einzelnen Krankheit einhergehen. Sie kommen sowohl bei Gesunden als auch bei verschiedenartigen Krankheiten vor.

Kein Kriterium Bezüglich der Antikörper gegen Serotonin besteht in der Wissenschaft keine Einigkeit über ihre Bedeutung. Während einzelne Experten davon ausgehen, dass sie ein Hinweis – kein Beweis! – für eine Fibromyalgie sind, sieht die Mehrheit der Wissenschaftler diesen Zusammenhang nicht. Damit ist bei dem derzeitigen Wissensstand diese Untersuchung kein geeignetes Kriterium für die Diagnose der Fibromyalgie. Ein Zusammenhang ist allenfalls tendenziell vorhanden. Man kann somit ausgeprägte Beschwerden ohne die Anwesenheit von Serotoninantikörpern haben, und umgekehrt können bei einem Fibromyalgiepatienten Serotoninantikörper im Blut nachgewiesen werden, ohne dass bei der betreffenden Person jemals Schmerzen auftreten werden.

Ein Antikörper ist ein Abwehrstoff, den der Organismus ganz speziell gegen eine bestimmte Substanz, ein so genanntes Antigen, bildet. Normalerweise gelangt das Antigen von außen in den Körper, aber es kommt auch vor, dass ein Antikörper gegen körpereigene Bestandteile gebildet wird.

Die Therapie der Fibromyalgie

Die Fibromyalgie betrifft nicht nur einzelne Gelenke oder Muskeln, sondern den gesamten Körper. Innere Organe sind genauso betroffen wie das Nervensystem und die Psyche. Eine erfolgreiche Therapie muss daher umfassend sein, viele verschiedene Maßnahmen sollten gut aufeinander abgestimmt werden. Die Selbsthilfe ist bei der Behandlung einer der wichtigsten Bestandteile – wenn der Patient wirklich aktiv mitarbeitet, sind die Erfolgsaussichten sehr gut.

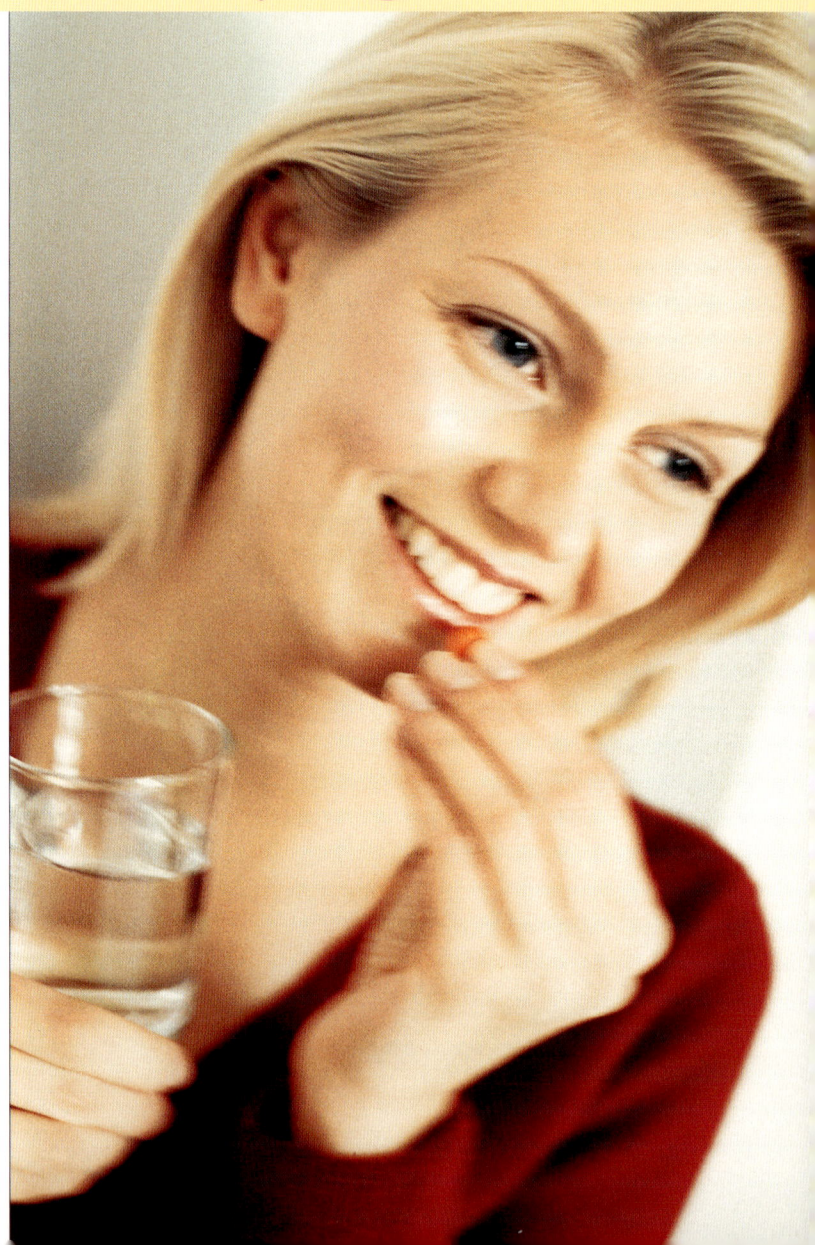

Basisinformationen zur Behandlung

Die Therapie der Fibromyalgie gilt als ausgesprochen problematisch und unbefriedigend. Oft kann man von Ärzten wie Betroffenen resignative Äußerungen vernehmen. »Da kann man nichts machen«, »Sie müssen sich mit den Beschwerden abfinden«, »Damit muss man leben lernen«. Der Hintergrund dieses Pessimismus ist das tägliche Erleben von Misserfolgen auf Seiten der Patienten und der Ärzte: Medikamente helfen nicht, Massagen oder Sport machen die Beschwerden schlimmer, und angebliche »Wundertherapien« stellen sich als Windei heraus.

Gut aufeinander abgestimmte Maßnahmen

Versucht man die Beschwerden mit einem einzigen Verfahren zu behandeln, wie meist im ambulanten Bereich üblich, wird man schwerlich erfolgreich sein. Schmerzmittel oder Antidepressiva allein verpuffen genauso wirkungslos wie isolierte Krankengymnastik, Massagen oder physikalische Maßnahmen. Für den Erfolg wesentlich sind integrierte Konzepte, in denen aufeinander abgestimmte Maßnahmen zum Einsatz kommen. Gleichzeitig geht es nicht ohne eigenen, intensiven Einsatz. Durch Behandlung kombiniert mit Selbsthilfe steigt die Chance auf einen durchgreifenden, nachhaltigen Therapieerfolg erheblich.

In der Tat ist die Therapie der Fibromyalgie ein schwieriges und manchmal auch langwieriges Unterfangen, da die Erkrankung meist im Verlauf von vielen Jahren chronifiziert ist und sich verfestigt hat. Die Therapie, vor allem auch die Selbsthilfe, ist ausführlich in den beiden Ratgebern »Fibromyalgie – Schmerzen überall« und »Das Fibromyalgie-Programm« (beide im Südwest Verlag erschienen) beschrieben.

Die Therapieprinzipien im Überblick

Grundsätzlich, das sei nochmals erwähnt, kann man mit einer Methode allein in der Regel nicht viel erreichen. Für die überwiegende Mehrzahl der Betroffenen sind mehrere oder eine Vielzahl von Verfahren angezeigt. Dabei ist jedoch nicht die Anzahl entscheidend. Jeder Patient hat andere Voraussetzungen und benötigt andere Schwerpunkte. Es kommt auch darauf an, dass man im Lauf der Zeit erkennt, mit welchen Behandlungskombinationen die größten Fortschritte möglich sind.

Medikamentöse Therapie

☐ Wirkungsvoll sind vor allem die so genannten einfachen Schmerzmittel wie Azetylsalizylsäure (ASS, z. B. Aspirin®), Ibuprofen, Metamizol (z. B. Novalgin®) oder Parazetamol (z. B. ben-u-ron®). Mit diesen Präparaten lassen sich die Schmerzen häufig reduzieren.

☐ Antirheumatika (z. B. Diclofenac) sind meist nicht wirkungsvoller als die obigen Medikamente, haben aber mehr Nebenwirkungen.

☐ Zentral wirksame Schmerzmittel (z. B. Tilidin, Oxycodon, Tramadol, Flupiritin) können einschleichend versucht werden. Bei einigen Patienten wird damit eine wirksame Schmerzreduktion erreicht. Morphine haben meist zu viele Nebenwirkungen.

☐ Muskelentspannende Mittel sind für einige Patienten eine große Hilfe (z. B. Tolperison, verursacht keine Müdigkeit, oder Tetrazepam, mit schlaffördernder Wirkung).

☐ Antidepressiva werden in niedriger oder niedrigster Dosis angewendet. Sie wirken schlafanstoßend und mild analgetisch (schmerzlindernd).

☐ Einspritzungen (Quaddeln) mit örtlichen Betäubungsmitteln sind vor allem dann hilfreich, wenn sich die Schmerzen auf einige wenige Punkte konzentrieren (z. B. im Nackenbereich).

Physikalische Therapie

☐ Wärmeanwendungen werden im Allgemeinen als sehr angenehm empfunden.

☐ Kälteanwendungen in Form von trockener Kälte (besonders die so genannte Kältekammer) sind bei zwei Dritteln der Patienten sehr wirkungsvoll.

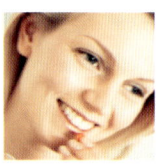

Info

Ein Beispiel für die Gabe von Antidepressiva: Amitriptylin in einschleichender Dosis. Amitriptylintropfen (à 2 Milligramm pro Tropfen) beginnend mit 1 bis 2 Tropfen am ersten Abend. Dann folgt eine Steigerung um je 1 Tropfen pro Abend bis auf 3 bis 15 Tropfen – je nach Verträglichkeit. Vorrangiges Ziel ist ein erholsamerer Schlaf ohne morgendlichen »Überhang«. Als Alternative bietet sich Fluoxetin an, mit einer Dosis von 10 bis 20 Milligramm pro Tag.

☐ Besonders günstig ist die Kombination von Wärme- und Kälteanwendungen. Feuchte Kälte (z. B. Eisbeutel) hingegen verschlechtert die Beschwerden.

Elektrotherapie

TENS, das ist eine Form der Elektrotherapie mit einem Heimgerät, ist bei einem kleineren Teil der Betroffenen hilfreich. Da das Verfahren einfach ist und von den Krankenkassen übernommen werden kann, lohnt sich ein Versuch damit.

Krankengymnastik

Krankengymnastik ist ein wesentlicher Teil jeder Therapie. Entscheidend ist hier der langsame Beginn und die sanfte Ausführung. Da alle Betroffenen eine sehr eingeschränkte Leistungsbreite haben, ist der extrem langsame Muskelaufbau in relativ guten Krankheitsphasen von zentraler Bedeutung.

Massagen

☐ Auch hier ist die sanfte Durchführung extrem wichtig. Günstig wirken z. B. Streich- oder Schröpfmassagen.
☐ Die Lymphdrainage (siehe Seite 71) ist ein wertvolles Therapieverfahren, das vielfach zur Schmerzreduktion führt.

Entspannungsverfahren

Vor allem die progressive Muskelrelaxation nach Jacobson hat sich bewährt. Autogenes Training ist bei Schmerzpatienten oft weniger geeignet.

Ernährungsumstellung

Einer gesunden Ernährung kommt aus meiner Sicht eine zentrale Rolle bei der Behandlung der Fibromyalgie zu. Von allen Selbsthilfemaßnahmen wird der von mir vorgeschlagene Ernährungsaufbau von Betroffenen als wirkungsvollste Maßnahme

Selbsthilfe zu Hause

Ein spezielles Krankengymnastik-Aufbauprogramm für Fibromyalgiepatienten ist in Form von vier Videokassetten erhältlich, ebenso eine CD mit einer speziellen Kurzvariante (fünf Minuten pro Tag) der progressiven Muskelrelaxation nach Jacobson (Bestellung über die Telefon- oder Fax-Hotline, siehe Seite 94).

In mehr als der Hälfte der Fälle von Fibromyalgie ist eine Akupunkturbehandlung hilfreich. Diese Methode ist geeignet, Schmerzen an einzelnen Körperstellen zu reduzieren.

gegen Fibromyalgie bezeichnet. Eine detaillierte Anleitung hierzu finden Sie in dem Ratgeber »Das Fibromyalgie-Programm«, der ebenfalls im Südwest Verlag erschienen ist.

Psychotherapie

Im Rahmen eines umfassenden Therapiekonzeptes kann der Psychotherapie eine große Bedeutung zukommen. Wichtige Themen sind z. B. der Umgang mit falsch verstandenen Pflichtgefühlen und Verantwortlichkeiten, die Reduktion von innerer Anspannung oder das Lernen von klarer Abgrenzung. Allerdings ist eine stärkere Linderung der Schmerzen durch eine Psychotherapie allein in der Regel nicht erreichbar.

Selbsthilfegruppen

☐ Selbsthilfegruppen haben für viele Betroffene einen sehr hohen Stellenwert. Sie vermitteln vor allem das Gefühl, nicht allein zu sein, geben Rückhalt und Selbstbewusstsein. Dort erfährt man viele Tipps und Tricks im Umgang mit der Erkrankung, tauscht Adressen von Ärzten und Physiotherapeuten aus. Besonders günstig ist es, wenn sich die Arbeit in der Selbsthilfegruppe nicht nur auf das Gespräch beschränkt. Gemeinsame Übungen steigern den Wert einer solchen Gruppe erheblich.

☐ Noch günstiger sind ganze Programme, die gemeinsam absolviert werden können. Ein wissenschaftlich überprüftes Programm für Selbsthilfegruppen liegt derzeit vor (siehe Seite 76). Hierbei können – nach entsprechender Schulung der Leiter – die Mitglieder ein Programm absolvieren, das einen erheblichen Fortschritt ermöglicht.

Was kann man tun, wenn man keine Selbsthilfegruppe findet?

Falls keine Selbsthilfegruppe in Ihrer Nähe verfügbar ist, können geeignete Maßnahmen (Entspannungsübungen, Gymnastik, Dehnübungen, Ernährungsumstellung, Wärmeanwendungen usw.) auch gut zu Hause allein durchgeführt werden. Einen solchen ambulanten Therapieansatz finden Sie in dem Ratgeber »Das Fibromyalgie-Programm«. Er stellt ein ausgearbeitetes 12-Wochen-Programm vor, das verschiedene Elemente enthält: tägliche Gymnastik, Dehnübungen, Wärme- und Kälteanwendungen, Ernährungsumstellung, Entspannungsverfahren, Einbeziehung des Partners, Bearbeitung von krankheitsfördernden Verhaltensweisen u. v. a. m.

Fragen und Antworten

Kann die Einnahme von Tryptophan helfen?

Mein Hausarzt hat mir zum Schlafen Tryptophan verschrieben. Seit ich es einnehme, kann ich ein wenig besser schlafen und habe das Gefühl, dass es mir auch insgesamt etwas besser geht. Kann das mit dem Tryptophan (zwei Tabletten abends) zusammenhängen?

Dr. Weiss Tryptophan ist eine essenzielle Aminosäure, die mit der Nahrung im Darm aufgenommen wird. Sie ist der Ausgangsstoff, aus dem Serotonin, das Schlüsselhormon bei Fibromyalgie, aufgebaut wird (siehe Seite 49ff.). Wesentlicher Punkt im Serotoninstoffwechsel ist folgender: Für Serotonin besteht ein fast unüberwindliches Hindernis zwischen Blut und Gehirn, während der Rohstoff Tryptophan problemlos dorthin gelangen kann. Anschließend wird es im Gehirn zu Serotonin umgewandelt. Untersuchungen zeigen, dass diese Aminosäure im Blut von Fibromyalgiepatienten vermindert ist. Durch vermehrte Zufuhr von Tryptophan, d. h. durch Einnahme von Tabletten, wird die Aufnahme gesteigert und dem Gehirn vermehrt die Ausgangssubstanz für die Serotoninherstellung bereit gestellt.

Machen die Schmerzmittel abhängig?

Im Verlauf meiner Erkrankung habe ich gelernt, mit meinen Schmerzen tagsüber einigermaßen umzugehen. Aber nachts werden sie oft unerträglich. Dann helfen nur Tabletten, die auch Kodein enthalten. Ich kann recht gut wieder einschlafen und bin fast die ganze Nacht schmerzfrei. Mein Hausarzt hat Bedenken, ich könnte von den Tabletten abhängig werden und verschreibt mir nur zehn Stück pro Monat. Besteht diese Gefahr wirklich? Bisher habe ich nicht den Eindruck. Ich kann nicht verstehen, weshalb ich so viele Tage auf ein wirksames Schmerzmittel verzichten muss.

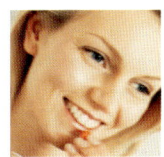

Info

Nicht alle Symptome der Fibromyalgie lassen sich mit der Einnahme von Tryptophan lindern. Aus meiner Erfahrung hat dies, vor allem in Kombination mit niedrig dosierten Antidepressiva (z. B. Amitriptylin) günstige Effekte auf den Schlaf und die innere Ausgeglichenheit. Es ist zu beachten, dass Tryptophan nicht mit allen Antidepressiva gleich gut kombinierbar ist. Es darf nicht zusammen mit Fluoxetin (z. B. Fluctin®) eingenommen werden!

Die eine Pille, die die Fibromyalgie heilen kann, gibt es leider nicht. Schmerzmittel und Antidepressiva in der richtigen Dosierung können aber helfen, die Beschwerden zu lindern.

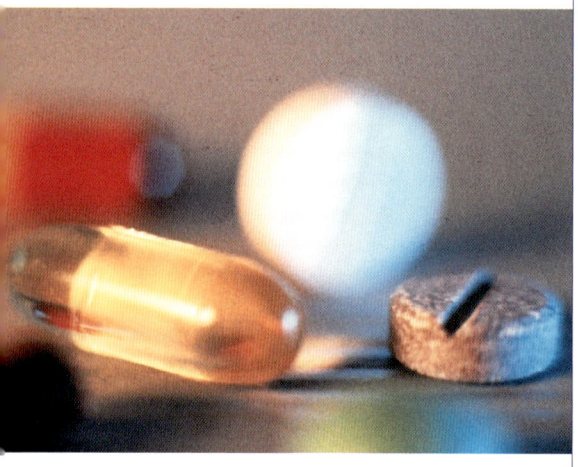

Dr. Weiss Die rein medikamentöse Schmerzbekämpfung bei Fibromyalgie ist ein schwieriges Kapitel. Die meisten Schmerzmittel sind leider nicht ausreichend wirksam. Oft sind »einfache« Mittel (ASS, Parazetamol, Ibuprofen u. a.) hilfreich. Es gibt keine generelle Empfehlung, was bei Fibromyalgie geeignet ist.

Jeder Patient muss für sich die beste Substanz herausfinden. Schmerzfreiheit ist mit Pillen jedoch nur selten zu erzielen. Meist dämpfen die Tabletten die Schmerzen jedoch auf ein erträglicheres Maß.

Dosierung Sind nur gelegentlich Schmerzen vorhanden, wird man auch nur dann Medikamente einnehmen. Anders ist es bei Dauerschmerzen: Hier kommt es zu einer Überreizung in Rückenmark und Gehirn, die Schmerzschwelle wird immer weiter abgesenkt. Der Dauerschmerz erhöht die Schmerzbereitschaft – ein Teufelskreis! Man empfiehlt heute eine möglichst konsequente Schmerztherapie, um diesen Teufelskreis zu vermeiden.

Schmerz verlernen Falls Schmerzmittel wirksam sind, wird oft empfohlen, sie regelmäßig so einzunehmen, dass Schmerzen erst gar nicht auftreten bzw. eine gewisse Intensität nicht überschreiten. Dann wird nicht nur das Leben leichter, sondern der Körper hat eine Chance, die Schmerzschwelle selbst wieder anzuheben, d. h. die Schmerzen zu »verlernen«.

Früher hieß es, dass man Schmerzmittel nur kurzfristig einnehmen solle, um Gewöhnung und Nebenwirkungen zu vermeiden. Außerdem sollte man die Tabletten erst dann einsetzen, wenn die Schmerzen unerträglich geworden waren. Heute hat sich diese Einstellung weitgehend geändert.

Keine Abhängigkeit Selbstverständlich muss jede langfristige Schmerztherapie mit dem Arzt abgesprochen und Nebenwirkungen sowie die individuelle gesundheitliche Lage berücksichtigt werden. Die Furcht vor Abhängigkeit ist allerdings selbst bei der langfristigen Einnahme von Morphinpräparaten unbegründet. Lassen die Schmerzen nach, kann man die Tabletten folgenlos reduzieren oder bzw. ganz absetzen.

Wie soll man Antidepressiva dosieren?

Ich habe in der Klinik die Empfehlung bekommen, ein Antidepressi-vum einzunehmen (Amitriptylin, 50 Milligramm abends). Das würde gut gegen Fibromyalgie helfen. Nach der ersten Tablette bin ich den folgenden Tag nicht mehr wach geworden. Ich fühlte mich völlig verändert. Danach habe ich mich geweigert, so etwas nochmals zu schlucken. Was soll ich nun machen?

Dr. Weiss Eine der wirkungsvollsten Maßnahmen bei der Behandlung der Fibromyalgie stellt die Einnahme von Antide-pressiva dar. In vielen Studien konnte gezeigt werden, dass durch diese Medikamente eine Linderung der Beschwerden, besonders Schmerzen und Schlafstörungen, erreichbar ist. Aber nicht alle Antidepressiva sind gleichermaßen geeignet. Vor allem Präpa-rate, die die Serotoninkonzentration im synaptischen Spalt erhö-hen, haben sich bei Fibromyalgie bewährt (siehe Seite 49ff.), da dieser Neurotransmitter (Botenstoff) bei Fibromyalgiepatienten nicht ausreichend vorhanden ist. Seit längerer Zeit weiß man, dass diese Präparate nicht nur gegen Depressionen, sondern auch gegen Schmerzen hilfreich sind. Die Wirkung erklärt sich nicht dadurch, dass die Stimmung verbessert wird und somit die Schmerzen erträglicher werden. Es handelt sich um eine spezifische Antischmerzwirkung, die unabhängig von der anti-depressiven Komponente ist. Sie tritt schneller und vor allem bei wesentlich niedrigeren Dosierungen ein.

Niedrig dosieren Die Tatsache der Niedrigdosierung ist leider nicht allgemein bekannt. So werden Fibromyalgiepatienten häu-fig in bester Absicht mit der vollen antidepressiven Dosis behan-delt. Dadurch kommt es vor allem in den ersten Tagen zu erheb-lichen Nebenwirkungen: z. B. Müdigkeit, Mundtrockenheit, Schwindel, Verstopfung. In vielen Fällen sind die Nebenwir-kungen so schwer, dass die Betroffenen sich nicht entschließen können, die Antidepressiva weiter einzunehmen.

Eine Gruppe von Antidepressiva erhöht die Konzentration von Serotonin im synaptischen Spalt zwischen zwei Nerven, indem es nach seiner Freisetzung nicht wieder am Ausgangsort aufge-nommen wird. Man bezeichnet diese Medikamente daher als Serotonin-Wiederaufnahmehem-mer. Einer der bekanntesten Ver-treter dieser Gruppe ist die Sub-stanz Amitriptylin.

Bei Fibromyalgie sind keine hohen Dosierungen bei Antide-pressiva notwendig. Man sollte »einschleichend« mit minimalen Mengen beginnen (siehe dazu Info Seite 56).

Gestaffelte Wirkungen Die Verbesserung des Schlafs ist am schnellsten zu spüren. Sie beginnt schon in den ersten Nächten der Einnahme. Bereits diese Wirkung ist für die Betroffenen segensreich. Wacht man morgens erholter auf, sieht die Welt schon anders aus. Etwas später setzt die schmerzlindernde Wirkung ein. Eventuell muss man hierzu die Dosis langsam weiter erhöhen (z. B. 25 bis 40 Milligramm Amitriptylin). Die stimmungsverbessernde Wirkung kommt erst bei noch höheren Dosierungen (75 Milligramm Amitriptylin) und nach längerer Einnahme (drei Wochen) zum Tragen.

Hilft Navoban®, ein Medikament gegen Übelkeit?

Eine Mitpatientin aus meiner Selbsthilfegruppe hat in einer Rheumaklinik eine Therapie mit fünf Spritzen eines Mittels bekommen, das sonst gegen Übelkeit eingesetzt wird. Danach ging es ihr erheblich besser. Ich würde das auch gerne einmal versuchen. Muss ich dazu in die Klinik? Was ist das für ein Mittel?

Dr. Weiss Bei der Fibromyalgie sind Veränderungen im Serotoninstoffwechsel bekannt. Am Bedeutsamsten ist die Verminderung des Serotonins im synaptischen Spalt (siehe Seite 50), wo es an verschiedenen Rezeptoren andockt, die jeweils unterschiedliche biologische Wirkungen haben. Ein therapeutischer Versuch bestand darin, einzelne dieser Rezeptoren gezielt zu blockieren, von denen man eine ungünstige Wirkung, beispielsweise eine Schmerzverstärkung, vermutet. Blockierte man den dritten Serotoninrezeptor (5-HT 3), ließen die Schmerzen und vegetativen Beschwerden nach. Dieses Ergebnis war überraschend, da man die an dieser Stelle angreifenden Präparate sonst nur bei Übelkeit einsetzt. Bei einer umfangreichen Studie mit Tropisetron (Navoban®) konnte dieser Effekt jedoch nicht zweifelsfrei bewiesen werden. Es wird nun geprüft, ob eine höhere Dosierung bessere Ergebnisse zur Folge hat.

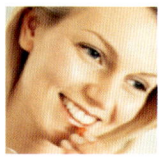

Tipp

Antidepressiva gehören zu den Basismedikamenten bei der Behandlung einer Fibromyalgie, die grundsätzlich in Erwägung gezogen werden sollten. In der Regel sind hierbei niedrige Dosierungen völlig ausreichend. Es treten dann auch meist nur geringfügige oder keine Nebenwirkungen auf.

Unterschiedliche Wirksamkeit Meine persönlichen Erfahrungen mit diesem Medikament sind sehr unterschiedlich. Während die Mehrzahl der Patienten nicht über eine Erleichterung der Schmerzen berichten konnte, gibt es eine Reihe von Betroffenen, die sehr deutliche und wiederholbare Erfolge mit dem Medikament haben. Welche Faktoren für den Erfolg bestimmend sind, ist derzeit noch nicht bekannt.

Kann Melatonin die Schlafstörungen beseitigen?

Eine Freundin hat mir aus den USA Melatonin mitgebracht. Ist es sinnvoll, Melatonin gegen die Schlafstörungen einzunehmen?

Dr. Weiss Die Hauptwirkung von Melatonin ist die Schlafregulation. Bei Dunkelheit wird dieses Hormon im Körper prompt gebildet. Lichteinfall auf das Auge hemmt seine Sekretion. Verschiedene Untersuchungen zeigen, dass bei Fibromyalgie ein verminderter Melatoninspiegel im Blut vorhanden ist. Die Einnahme von Melatonin zeigt in kleineren Studien eine Besserung der Symptomatik. Melatonin (z.B. drei Milligramm abends eingenommen) ist für viele Patienten ein angenehmes Mittel, um den Schlaf zu fördern. In Deutschland ist es als Medikament aber nicht zugelassen. Jede Apotheke kann es jedoch auf Rezept in den USA bestellen, wo man es im Supermarkt rezeptfrei erhält.

Tipp Die körpereigene Melatoninproduktion reagiert sehr schnell. Heller Lichtschein in der Nacht, z. B. beim Gang zur Toilette, reicht aus, um den Melatoninspiegel drastisch abfallen zu lassen. Dann fällt es schwer, wieder einzuschlafen. Es empfiehlt sich daher, nachts möglichst kein oder nur sehr wenig Licht zu machen, um einen erholsamen weiteren Schlummer zu ermöglichen. Ebenso kann es sinnvoll sein, für Dunkelheit im Schlafzimmer zu sorgen und Lichtschein von außen (z. B. Straßenbeleuchtung) auszuschließen.

Navoban® ist derzeit nicht für die Behandlung von Schmerzen zugelassen. Es kann jedoch in individueller Absprache zwischen Arzt und Patient auch ambulant, also außerhalb einer Klinik, eingesetzt werden.

Vermutlich ist Melatonin eine der stammesgeschichtlich ältesten Regulationshormone des Schlafs, das sich auch bei vielen Tieren bis hin zu Einzellern findet.

63

Kann eine Infrarotkabine Linderung bringen?

Durch Zufall habe ich vor kurzem eine Infrarotwärmekabine ent-deckt. Da mir persönlich Wärme sehr gut tut und ich in die norma-le Sauna nicht gehen mag, wäre das eine Alternative. Weiß man, ob sich diese Wärme positiv auf Fibromyalgie auswirkt?

Dr. Weiss Wärme tut fast allen Patienten mit Fibromyalgie gut. Besonders gilt dies für die trockene Wärme. Heißer Sand, Kirschkern- oder Dinkelkissen, Rotlicht, Infrarotkammer oder andere Wärmeanwendungen – fast alles ist für die betroffenen Patienten wohltuend. Unangenehm ist die Wärme lediglich, wenn damit Wassereinlagerungen (Ödeme) ausgelöst werden. Auch feuchte Wärme (z. B. sehr warmes Wasser, Dampfsauna) wird gelegentlich schlecht vertragen.

Positive Erfahrungen Bezüglich der Wirkung der Infrarotkam-mer gibt es meines Wissens keine systematische Studie. Meine persönliche Erfahrung ist nach einigen tausend Anwendungen in meiner Praxis durchgehend positiv. Fast alle Patienten schät-zen diese Form der Behandlung sehr und ziehen sie anderen Formen der Wärmebehandlung vor.

Was bringt die Kältetherapie?

Ich bin 40 Jahre und war in der Kur in einer Kältekammer. Während der Therapie dort habe ich mich zum ersten Mal schmerzfrei gefühlt. Jetzt bin ich seit drei Wochen wieder zu Hause. Wie lange hält die Wir-kung der Kältekammer an? Kann man das auch ambulant machen?

Dr. Weiss Die Vorstellung, sich in Eiseskälte zu begeben, löst bei Fibromyalgiepatienten in der Regel Angst und Schrecken aus. Dies beruht auf der Erfahrung, dass kaltes Schmuddelwet-ter die Schmerzen deutlich verschlechtert. »Kälte ist schlecht!« Dieser Satz gilt ausschließlich für feuchte Kälte. Überraschen-derweise wirkt trockene Kälte lindernd auf die Schmerzen –

Heilende Wärme in der Infrarotkammer

Eine relativ neue Form der Wärmeanwendung ist die Infrarotkammer. Es handelt sich um eine kleine Sauna-kabine, die jedoch nicht mit einem Ofen, sondern durch mehrere Infrarotstrahler erwärmt wird. Vorteile dieser Anwendung sind das tiefere Eindringen der Wärmestrah-len (Infrarot A) in die Haut und die relativ niedrige Tempera-tur in der Kabine. Man kann sich sogar bei offener Tür in der Infrarotkammer aufhal-ten. Auch sind die Kosten sowie der Installationsauf-wand deutlich geringer als bei der klassischen Sauna.

besonders tiefkalte Temperaturen zwischen – 60 und – 110 C°. Hierbei treten mehrere positive Effekte ein: Schmerzen und Schwellungen lassen während der Anwendung in der Kältekammer meist deutlich nach, der Serotoninspiegel steigt, und das Allgemeinbefinden bessert sich. Einige Patienten erreichen sogar völlige Schmerzfreiheit. Anfangs hält die Linderung der Beschwerden nur wenige Stunden an. Später dauert sie länger, und nach 10 bis 20 Anwendungen berichteten zwei Drittel der Betroffenen über ein positives Resultat. Wie lange der Effekt anhält, hängt wesentlich von den begleitenden Behandlungen ab – oft sind es Wochen und Monate.

Wichtige Maßnahme Die Kältekammer ist insgesamt ein wichtiger Punkt bei der Therapie der Fibromyalgie. Ich möchte sie in meinem Behandlungsangebot nicht mehr missen. Nachdem ich mehrere zehntausend Behandlungen durchgeführt habe, kann ich sagen, dass es sich um ein sicheres, sehr gut verträgliches Verfahren mit geringen Nebenwirkungen und einer insgesamt positiven Gesamtwirkung handelt.

Welche Erfahrungen gibt es mit Akupunktur?

In meiner Selbsthilfegruppe gibt es eine heftige Diskussion, ob Akupunktur hilfreich ist oder nicht. Mir persönlich hat es geholfen, anderen nicht. Welche Erfahrungen gibt es mit Akupunktur, und was bewirkt diese Art der Therapie eigentlich? Übernehmen die Krankenkassen die Kosten?

Dr. Weiss Akupunktur ist ein seit längerer Zeit angewandtes Verfahren bei chronischen Schmerzen und auch speziell bei Fibromyalgie. Dabei werden sowohl Körperakupunktur als auch andere Formen (z. B. Ohrakupunkur) mit langen oder kurzen Nadeln eingesetzt. Bei der Mehrzahl der Patienten kann man eine deutliche Verminderung der Schmerzen erreichen. Dies konnte in zahlreichen Studien bestätigt werden.

Alleinige Kältetherapie ist weit weniger wirkungsvoll als ein umfassendes Maßnahmenbündel. Wenn man die Linderung der Beschwerden aber nützt, um die Beweglichkeit zu steigern und konsequent Muskeln aufzubauen, wird man eine nachhaltige Freude an der Therapie haben.

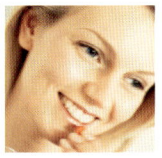

Info

Während Kältekammern früher nur in Kliniken zur Verfügung standen, gibt es nun an wenigen Orten in Deutschland die Möglichkeit zur ambulanten Kältetherapie. Im Gegensatz zur stationären Behandlung wird sie noch nicht von den gesetzlichen Krankenkassen übernommen. Die Kosten sind allerdings vergleichsweise gering.

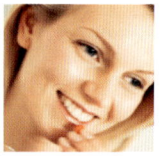

Info

Akupunktur wurde in Deutschland lange Zeit von den Krankenkassen auf Antrag erstattet. Dann war dies eine Zeit lang nicht mehr möglich. Seit kurzem übernehmen die meisten Krankenkassen die Kosten für bestimmte Indikationen, wenn der Arzt eine anerkannte Ausbildung nachweisen kann und bereit ist, die Therapie in einer Studie zu dokumentieren.

Messbare Ergebnisse Die Wirkung der Akupunktur ist mittlerweile umfassend untersucht. Sie beruht nicht auf Suggestion oder Einbildung. Setzt man die Nadeln an der richtige Stelle, werden verschiedene körpereigene Hormone und Schmerzmodulatoren messbar beeinflusst: Serotonin und Endorphine nehmen zu, während Substanz P, ein Einweißbaustein, der Schmerzen auslöst, abnimmt.

Allein nicht ausreichend Allerdings reicht Akupunktur als alleinige Behandlungsmethode in der Regel nicht aus, um die Vielzahl der Beschwerden bei Fibromyalgie zu behandeln. Während Schmerzen und Muskelspannung leichter beeinflussbar sind, reagieren andere Symptome (z. B. Magen-Darm-Beschwerden) weniger auf die Nadelkunst. Der Erfolg der Methode hängt auch von demjenigen ab, der sie durchführt. Nicht alle Akupunkteure sind gleich geschickt und erfahren. Als Patient kann man dies vor Beginn der Behandlung kaum beurteilen. Hier geht leider probieren über studieren: Wenn sich nach fünf bis sieben Behandlungen kein Erfolg einstellt, ist entweder das Verfahren oder der Behandler ungeeignet.

Ist die Magnetfeldtherapie eine Möglichkeit?

Mir wurde gesagt, dass die Fibromyalgie wesentlich besser wird, wenn man auf einer Magnetfeldmatte schläft. Bei einer Bekannten hat es aber nicht geholfen. Ist da nun etwas dran, oder nicht?

Dr. Weiss Der Effekt von Magnetfeldern auf Schmerz wird derzeit viel diskutiert. Es gibt Arbeiten, die einen günstigen Einfluss von Magnetfeldern bei verschiedenen Schmerzen wahrscheinlich machen. Bezüglich der Fibromyalgie gibt es nur wenige Arbeiten. In diesen konnte ein Beweis über die Wirksamkeit jedoch nicht erbracht werden. In anderen Worten: Man muss die weitere Forschung abwarten, bevor sinnvolle Empfehlungen hierzu gegeben werden können.

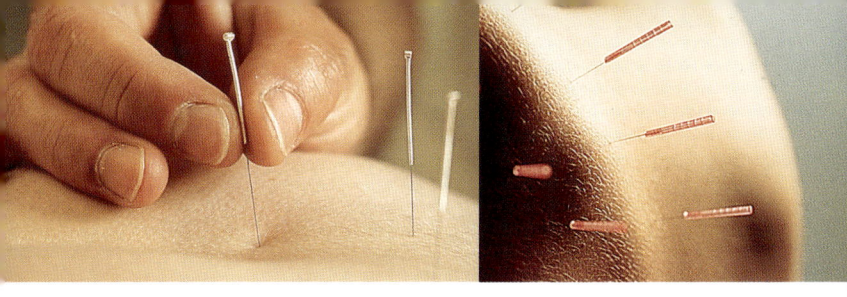

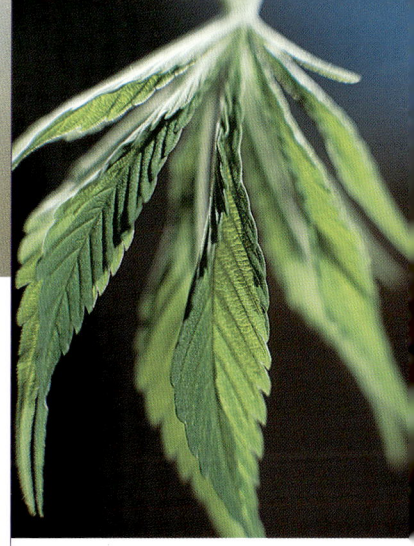

Ist Nonisaft das erhoffte Wundermittel?

Ich habe gelesen, dass der Saft der exotischen Nonipflanze wahre Wunderdinge bewirken soll. Gibt es Erfahrungen mit Nonisaft bei Fibromyalgie, und wo kann ich ihn erhalten?

Dr. Weiss Nonisaft wird aus der tropischen Nonifrucht (u. a. Morinda citrifoha) gewonnen. Er soll reich an Enzymen sein (ähnlich wie Papaya oder Ananas) und ausschwemmende Wirkung haben. In seiner Heimat wird er als Mittel gegen Bluthochdruck und als wassertreibendes Mittel genutzt. Ob Noni bei Fibromyalgie wirksam ist, ist aber nicht bekannt. In der europäischen Gemeinschaft dürfen Nonisaft und verwandte Produkte nicht zum Verkauf angeboten werden. Bisher ist er weder als Lebensmittel noch als Medikament zugelassen. Es sollen auch medizinisch bedenkliche Stoffe (z. B. Anthranoide, Xeronin, Proxeronin) darin enthalten sein. Kurz: Wie immer bei Wundermitteln, empfiehlt sich äußerste Zurückhaltung!

Bild links und Mitte: Wichtig für den Erfolg einer Akupunkturbehandlung sind die Erfahrung und das Geschick des Therapeuten. Bild rechts: Cannabis kann seit kurzem für die Schmerzbehandlung individuell vom Arzt – als Betäubungsmittel – rezeptiert werden.

Darf Cannabis als Medikament verschrieben werden?

Ich habe neulich im Fernsehen gesehen, dass Cannabis sehr erfolgreich bei der Schmerzbehandlung sein soll. Haben Sie mit Cannabis irgendwelche Erfahrungen bei Fibromyalgie? Wird man davon abhängig?

Dr. Weiss Cannabis, die Wirksubstanz des Hanfs, ist ein seit dem Altertum bekanntes Heilmittel gegen Schmerzen und zur Anregung des Appetits. Durch seine Verwendung als Rauschmittel ist es so in Verruf geraten, dass seine medizinische Ver-

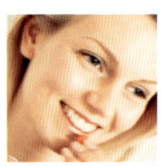

Info

Der Herstellung eines Cannabismedikaments in Deutschland stand bisher die schlechte Standardisierung des Naturprodukts im Weg. Dieses technische Problem ist aber mittlerweile gelöst. Seit kurzem kann der Arzt Cannabis als Betäubungsmittel individuell rezeptieren. Die Apotheke stellt dann die Tabletten her. Auf diese Weise entstehen deutlich weniger Kosten als bei der Bestellung in den USA, auch wenn das hier hergestellte Präparat nach wie vor nicht gerade preisgünstig ist.

wendung jahrelang völlig unterblieb. In den letzten Jahren wurde Cannabis wieder neu entdeckt, da es einige Gründe für seine medizinische Verwendung gibt. Ganz im Vordergrund steht seine gute Wirksamkeit gegen Schmerz bei hoher Verträglichkeit. Wird es unter medizinischen Bedingungen eingenommen, kann es praktisch nicht überdosiert werden. Gegen Schmerzen eingesetzt, ist die Entwicklung einer körperlichen oder seelischen Abhängigkeit nicht zu befürchten.

Eventuell hilfreich Ob Cannabis ein wirksames Mittel gegen Fibromyalgie darstellt, ist derzeit noch nicht bekannt. Es könnte durchaus so sein, da Cannabis zusätzlich eine krampflösende Wirkung zeigt. Bisher gibt es jedoch keine systematischen Untersuchungen, weil Cannabis nicht rezeptierfähig war. Mittlerweile hat sich die Rechtslage in Deutschland geändert. Ein Weg ist die Verordnung des Cannabispräparats »Dronabiol®« als Betäubungsmittel. Das Medikament muss dann von der Apotheke aus den USA importiert werden. Leider ist dieser Weg nicht nur umständlich, sondern auch teuer.

Können Algenpräparate helfen?

Ich habe Wunderdinge von Algentabletten gehört. Fibromyalgie soll bei der Einnahme von Tabletten viel besser werden. Ist da was dran?

Dr. Weiss Mir ist nur eine einzigen Studie mit der Alge Chlorella (Chlorella pyrenoidosa) mit einer sehr kleinen Patientenzahl bekannt. Es kam nach zweimonatiger Einnahme zu einem leichten Rückgang der Beschwerden. Kurz: Es kann sein, dass Chlorella einen leichten Einfluss hat, es kann aber auch nicht sein.

Kann Fasten die Beschwerden lindern?

Ich leide seit 1995 unter Fibromyalgie. Seither geht es mir glücklicherweise besser. Haben Sie Erfahrung, wie sich bei dieser Krankheit ein Vollfasten auswirkt? Ist grundsätzlich Vorsicht geboten?

Dr. Weiss Viele Menschen haben die Angewohnheit, einmal im Jahr ein oder zwei Wochen lang zu fasten. Dabei stellten Fibromyalgiepatienten oft überrascht fest, dass sich die Beschwerden bessern. Hintergrund dürfte der enge Zusammenhang zwischen Magen-Darm-Störung und Serotoninstoffwechsel sein (siehe Seite 51). Obwohl Fasten sicherlich eine günstige Maßnahme ist, würde ich den Schwerpunkt eher auf eine langfristige Umstellung der Ernährung und eine Gewichtsnormalisierung setzen (siehe Seite 57f.)

Warum verschlechtern Massagen die Schmerzen?

Ich habe von meinem Orthopäden Massagen gegen die derzeit unerträglichen Schmerzen verschrieben bekommen. Nach jeder Massage sind die Beschwerden aber schlimmer geworden. Wieso?

Dr. Weiss Bei Schmerzen im Bewegungsapparat und Verspannungen werden häufig Massagen verschrieben. Während diese bei den meisten orthopädischen Problemen angenehm und hilfreich sein können, ist das bei Fibromyalgie häufig anders. Die klassischen Streich- und Knetmassagen verbessern die Beschwerden keineswegs. Besonders wenn getreu dem Motto »viel hilft viel« intensiv massiert wird, klagen die Patienten am nächsten Tag unter einer deutlichen Verschlechterung.

Was kann man gegen Hautkribbeln tun?

Bei mir kribbelt die Haut der Beine und Arme. Manchmal so stark, dass ich mich blutig gekratzt habe. Was kann man dagegen tun?

Dr. Weiss Gefühlsstörungen, Kribbeln und Juckreiz der Haut können viele Ursachen haben. Natürlich muss dies ärztlich abgeklärt werden. Falls sich kein anderer Hintergrund für die Beschwerden findet, sollte man daran denken, dass die Symptomatik oft Teil der vegetativen Störungen bei Fibromyalgie ist.

Empfehlenswerte Massagearten

Sehr viel günstiger als klassiche Streich- und Knetmassagen sind andere Massagetechniken, wie beispielsweise Lymphdrainage, Bindegewebsmassage oder Schröpfmassage, die bei sanfter Ausführung sehr hilfreich sein können.

Ödeme als mögliche Nebenwirkung

Folgende Medikamente können Ödeme verursachen:

- Blutdruckmittel, z. B. Beta-Blocker, Kalzium-antagonisten, Clonidin (z. B. Catapresan®)
- Hydrolazin (z. B. Trelox®, Trepress®)
- Methydopa
- Hormone, z. B. Östrogene, Gestagene, Testosteron
- Nicht steroidale Anti-rheumatika (NSAR)
- Antidepressiva
- Monoaminoxidase-Hemmer (MAO-Hemmer)

Eine Kombination verschiedener pflanzlicher und homöopathi-scher Substanzen hat sich seit Jahren bewährt. Sie werden als Rezeptur in der Apotheke zusammengestellt. Infos über die Hotline 06 21 / 122 17 06.

Gegen den Juckreiz am Körper kann Capsaicinsalbe helfen. Sie enthält den Wirkstoff der Pfefferschote. Die Substanz, die für die Schärfe des Pfeffers verantwortlich ist, lässt eine Schmerzsub-stanz in der Haut aus Speicherorganen frei werden. Diese Sub-stanz P (P steht für pain = Schmerz), ist nicht nur für Schmer-zen, sondern auch für den Juckreiz verantwortlich. Während der ersten Tage der Salbenanwendung werden die Schmerzen schlimmer, da Substanz P frei wird. Danach sind die Vorräte des Schmerzauslösers erschöpft, und der Juckreiz klingt ab.

Wie werden Ödeme behandelt?

Seit langem leide ich an Wassereinlagerungen, vor allem im Gesicht, in den Fingern und den Beinen. Morgens sehe ich zum Fürchten aus. Alle bisherigen Versuche mit Tabletten haben gar nicht oder nur sehr kurzfristig geholfen. Was kann ich tun?

Dr. Weiss Die Wassereinlagerungen spielen bei der Fibromyal-gie eine große Rolle (siehe Seite 31 f.). In der Regel handelt sich um so genannte ideopathische oder prämenstruelle Ödeme. Nicht alle Patienten leiden unter den Schwellungen. Wenn doch, dann sind die Schmerzen umso schlimmer, je ausgeprägter die Wassereinlagerungen sind. Die Therapie gilt als ausgesprochen schwierig, da die letzten Ursachen bisher noch nicht bekannt sind. Der Schritt vor jeder Therapie ist der Ausschluss anderer Krankheiten, vor allem der Nieren sowie Hormonstörungen. Darüber hinaus sollte man klären, ob bestimmte Medikamente für die Beschwerden verantwortlich zu machen sind. Besonders hervorzuheben sind wassertreibende Medikamente (Diuretika) und Abführmittel. Wenn immer möglich, sollten diese in Abspra-che mit dem Arzt langsam reduziert und abgesetzt werden. Erstaunlich wirksam sind homöopathische und pflanzliche Medikamente. Mit diesen weitgehend nebenwirkungsfreien Prä-paraten gelingt es oft, die Ödeme zumindest einzudämmen.

Wie sieht die Therapie bei »idiopathischen« Ödemen aus?

Falls die Ödeme nicht die Folge bestimmter Medikamente sind, besteht für die Therapie der »idiopathischen« Ödeme eine Reihe von therapeutischen Möglichkeiten.

Nahrungsumstellung

Eine der wirkungsvollsten Strategien ist die konsequente Nahrungsumstellung. Nicht nur die Vermeidung von zu viel Salz und Zucker, sondern auch die langfristige Ausheilung von Magen-Darm-Störungen ist wichtig. Eine spezielle Methode hierzu bietet der Ratgeber »Das Fibromyalgie-Programm«.

Gewichtsreduktion

Die meist gewünsche Gewichtsreduktion kann im Rahmen des Ernährungsaufbaus als »Nebeneffekt« erreicht werden. Im Durchschnitt nehmen die Patienten vier bis fünf Kilogramm ab, was auch auf das Allgemeinbefinden und das Selbstbewusstsein einen positiven Effekt hat.

Lymphdrainage

Regelmäßig angewendet, ist sie wirkungsvoll und angenehm. Besonders effektiv ist, danach Kompressionsstrümpfe zu tragen. Leider hält der Effekt der Drainage oft nur wenige Tage an, und die Strümpfe sind häufig nicht sehr angenehm. Auch ist es schwer, genügend Therapien rezeptiert zu bekommen.

Schwimmen

Hierbei muss man einen Kompromiss schließen: Während Ödeme in kaltem Wasser besser werden, verlangt die verspannte Muskulatur möglichst viel Wärme. Durch Bewegung in kaltem Wasser wird Druck von außen auf das Gewebe ausgeübt, das die Wassereinlagerungen zurück in die Gefäße treibt.

Bewegung

Bewegung an der frischen Luft mit anschließender Ruhephase mit hochgelegten Beinen stellt gleichfalls ein probates Mittel dar. Auch die Bewegung in der Kältekammer bei Temperaturen zwischen −60 und −110 °C lässt die Ödeme rasch zurückgehen.

Medikamente

Medikamentöse Maßnahmen sind nur begrenzt möglich. Sind wassertreibende Mittel unvermeidlich, so ist Spironolacton (z. B. Aldactone®) einen Versuch wert, da dadurch gleichzeitig der erhöhte Aldosteronspiegel gesenkt wird. Falls ein erhöhter Prolaktinspiegel festgestellt wird, kann eine Behandlung mit Bromocriptin erwogen werden.

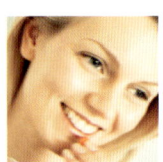

Info

Fibromyalgiepatienten werden etwa dreimal so oft operiert wie vergleichbare Patienten. Entfernung der Gebärmutter, Operationen an Wirbelsäule, Ellenbogen und Karpaltunnel sind weit verbreitet. Oft stellt sich der erwünschte Erfolg leider nicht ein, da die Schmerzen auf die Regulationsstörung und die Absenkung der Schmerzschwelle zurückzuführen sind. Hinzu kommt, dass jede Operation auch das Risiko von Rückfällen und einer weiteren Sensibilisierung gegen den Schmerz in sich trägt.

Kann eine Operation die Fibromyalgie heilen?

Kann man Fibromyalgie auch operieren? Ich habe gelesen, es gäbe eine fast 100-prozentige Methode, die Beschwerden operativ zu beseitigen.

Dr. Weiss Viele Wege sind beschritten worden, um Patienten mit chronischen Schmerzen und Mattigkeit Erleichterung zu verschaffen. Wenn Patienten anhaltend über Schmerzen klagen und nichts helfen will, sucht man gelegentlich auch Hilfe durch Operationen. Es empfiehlt sich, vor operativen Eingriffen stets genau abzuwägen, ob die Beschwerden wirklich mit chirurgischen Mitteln zu lindern sind. Dazu kann es sinnvoll sein, eine zweite Meinung von einem Arzt einzuholen, der mit Fibromyalgie Erfahrung hat. Besonders gilt dieser Hinweis, wenn man von Eingriffen in Illustrierten erfährt, die als »sensationelle Entdeckung« mit »garantierten Erfolgen« marktschreierisch dargestellt werden. Hilfreich kann in so einem Fall auch die Rücksprache mit Selbsthilfegruppen sein.

Wie bringt man andere dazu, Rücksicht zu nehmen?

Obwohl ich fast unerträgliche Schmerzen habe, nehmen meine Familie und meine Freunde kaum Rücksicht auf mich. Sie sagen immer, ich sehe so gut aus! Sie könnten gar nicht verstehen, warum ich so jammere. Wie kann ich ihnen beibringen, Rücksicht zu nehmen?

Dr. Weiss Schmerzen kann man von außen nicht sehen. Dazu kommt, dass viele Fibromyalgiepatienten »kugelrund und kerngesund« aussehen. So fällt es der Umgebung oft schwer, die Beschwerden in ihrer vollen Tragweite nachzuvollziehen. Betroffene fühlen sich daher oft ungerecht behandelt. Sie leiden unter Schmerzen, sollen aber gleichzeitig Arbeit, Kindererziehung und/oder Haushalt erledigen. So gesehen, scheint die Umgebung auf den ersten Blick äußerst rücksichtslos zu sein.

Zu hohe Ansprüche In vielen Fällen kommt die Hartherzigkeit nicht nur von der Umwelt. Fibromyalgiepatienten übertreffen ihre Umgebung oft in der Strenge mit sich selbst. Die Forderungen an die eigenen Person sind fast unmenschlich. Sie treiben sich selbst an, fordern, lassen keine Zeit der Ruhe, und auch bei völliger Erschöpfung sind sie nicht zufrieden mit der eigenen Leistung. Diese teilweise extrem hohen Ansprüche an sich selbst lassen Ruhe und Entspannung nicht aufkommen – einer der Gründe, warum Fibromyalgie so schwer zu überwinden ist.

Wie geht man mit Hilfsangeboten der Familie um?

Neulich hatte ich einen Riesenkrach mit meinem Mann. Er will mir dauernd helfen. Wenn er mir aber geholfen hat, schaut er mich mit treuen Augen an und erwartet, dass es besser geht. Tut es aber nicht! Ich kriege erst ein schlechtes Gewissen, und dann ärgere ich mich.

Dr. Weiss Leidet ein Familienmitglied lange Zeit unter einer schmerzhaften Erkrankung, hat das Auswirkungen auf alle Familienmitglieder. Partner, Eltern, Kinder oder Geschwister leiden mit und versuchen mit Tipps und Hilfestellungen zu unterstützen. Doch dieser Einsatz zeigt nur selten den gewünschten Erfolg, die Schmerzen werden keineswegs besser. Wiederholen sich diese Erfahrungen, entsteht der Eindruck, dass der Kranke sich nicht helfen lassen will. Die Folgen sind Enttäuschung, Ärger und indirekte Vorwürfe: »Dir kann man ja nicht helfen…« Beim Betroffenen mischt sich so der Wunsch nach Hilfe mit schlechtem Gewissen und Selbstzweifeln: »Die strengen sich so an, trotzdem geht es mir nicht besser. Vielleicht stimmt etwas mit mir nicht!« Solche Beklemmungen lassen sich vermeiden, wenn man versucht, anders mit dem Wunsch nach Hilfe umzugehen. Es lohnt sich, ein Gespräch mit dem Partner oder den Familienmitgliedern zu führen, in welchen Bereichen Unterstützung hilfreich und wünschenswert wäre und wo dies nicht der Fall

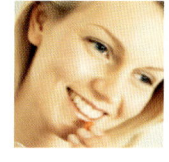

Tipp

Der Weg zu einem versöhnlichen, rücksichtsvollen Umgang mit der eigenen Person ist mühevoll und lang. Es dauert oft Jahre, bis es gelingt, sich selbst genau so wichtig zu nehmen wie die anderen. Behandelt man sich selbst mit Rücksichtnahme und Respekt, wird es die Umgebung ganz ohne Überzeugungsarbeit meist ebenfalls tun.

ist. Unter Berücksichtigung der jeweiligen Fähigkeiten und Möglichkeiten kann geklärt werden, wer in welchem Ausmaß Aufgaben übernehmen kann. Wird dann gleichzeitig vereinbart, dass weitere Hilfe nur auf Anforderung notwendig wird, schafft dies Entlastung für alle Beteiligten.

Kann Psychotherapie von den Schmerzen befreien?

Ich bin 55 Jahre alt und leide seit fast zehn Jahren unter Fibromyalgie. Bisher haben alle Behandlungen versagt. Nur ein Mittel gegen Depressionen (Saroten®, zehn Milligramm) hat mir etwas geholfen. Mein Hausarzt hat mir außerdem zur Psychotherapie geraten, da die Schmerzen von der Psyche kämen. Seit einem Jahr mache ich das nun. Aber die Schmerzen werden nicht besser. Was nun?

Dr. Weiss Das Verhältnis von Schmerz und Seele ist vielschichtig. Aus meiner Sicht kommt es bei Fibromyalgie vor allem durch die jahrelangen Schmerzen zu einer Beeinträchtigung der Stimmung. Egal, ob die Depression von den Schmerzen kommt oder umgekehrt, Psychotherapie kann eine große Hilfe sein. Im Gespräch mit dem Seelenfachmann kann man Hinweise erhalten, welche eigenen Anteile die Beschwerden verstärken oder abschwächen. Hier ist der Raum, über die Auswirkungen der Beschwerden auf Partnerschaft und Beruf zu sprechen. Häufig stellen Betroffene im Rahmen der Therapie fest, dass übertriebene Verantwortlichkeit und falsch verstandene Verantwortungsgefühle die Schmerzen verstärken. Um es in den Worten einer Patientin zu sagen: »Seit ich statt 200- nur noch 120-prozentig bin, geht es mir um einiges besser!« Der verständnisvolle Kontakt mit dem Psychotherapeuten ist somit ein wichtiges Element in einer umfassenden Therapie der Fibromyalgie. Allerdings muss man auch die Grenzen des psychotherapeutischen Ansatzes sehen. Schmerzfreiheit wird man durch Psychotherapie nicht erreichen!

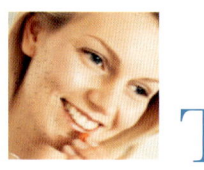

Tipp

Sind Wünsche klar umschrieben und die Aufgaben verteilt, braucht die Familie nicht ständig zu überlegen, wie sie am besten helfen kann. So wird auch das schlechte Gewissen überflüssig, das sich oft einstellt, wenn man den Kranken leiden sieht.

Mögliche Probleme Hat der Psychotherapeut die vorgefasste Meinung, die Schmerzen seien ausschließlich seelisch bedingt, trifft er meist auf Unverständnis und Ablehnung. Werden diese Gefühle als »Abwehr« diagnostiziert, verläuft die Therapie bald nicht mehr in produktiven Bahnen. Ihr Abbruch ist oft nur noch eine Frage der Zeit. Um dieser Entwicklung vorzubeugen, sollte man sich vor dem Beginn einer Behandlung nicht scheuen, Vorgespräche mit mehreren Psychotherapeuten zu führen. So erhält man ehesten ein Gefühl dafür, wo man sich gut aufgehoben fühlt. Dieses Verfahren ist durchaus üblich und nicht Zeichen von unangebrachtem Misstrauen.

Wo findet man den richtigen Arzt?

Nach langen Jahren des Irrens durch Arztpraxen und Kliniken wurde bei mir nun eine Fibromyalgie festgestellt. Erst konnte ich mit dem Begriff gar nichts anfangen. Nachdem ich aber ein Buch von Ihnen gelesen habe, ist es mir wie Schuppen von den Augen gefallen. Wo finde ich nun einen Arzt, der sich gut mit der Krankheit auskennt?

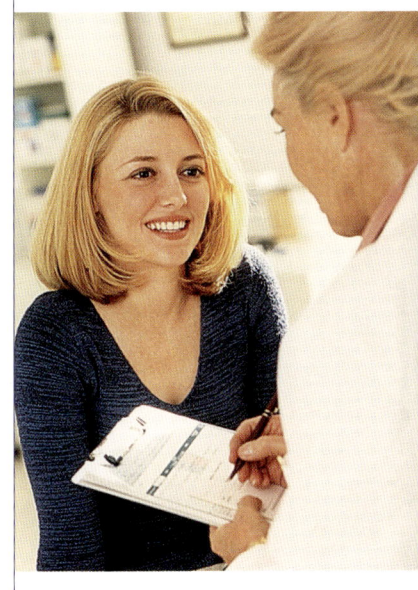

Die Arztwahl ist eine zutiefst persönliche Angelegenheit! Fühlt sich ein Kranker bei einem Heilkundler gut betreut, muss dies für den nächsten Betroffenen keineswegs genauso gelten.

Dr. Weiss Die Frage nach dem »richtigen« Arzt wird oft gestellt. Die Antwort ist nicht einfach. Da es noch keine geregelte Weiterbildung zum Thema »Fibromyalgie« gibt, kann man über Wissen und Erfahrung eines Arztes oder einer Institution nur wenig Objektives sagen. Neben einer kleinen Anzahl von Ärzten, die auf die Behandlung von Fibromyalgie spezialisiert sind, gibt es viele Orthopäden, Internisten, Rheumatologen und Allgemeinärzte, die sich sehr gut mit dem Krankheitsbild auskennen. Auch Ärzte mit der Zusatzbezeichnung »spezielle Schmerztherapie« haben in der Regel entsprechende Erfahrung. Behandlungsweise und die -möglichkeiten der genannten Ärzte unterscheiden sich allerdings erheblich – je nach Sichtweise des Arztes und den technischen Möglichkeiten von Praxis oder Krankenhaus. Für den Patienten ist diese Situation leider sehr verwirrend.

Wo findet man eine Selbsthilfegruppe?

Ich wohne auf dem Land. Wo finde ich die nächste Selbsthilfegruppe für Fibromyalgie?

Kennen Selbsthilfegruppen gute Ärzte?

Bei der Arztsuche bietet sich der Kontakt zu einer Selbsthilfegruppe vor Ort an, die lokalen Verhältnisse sind dort meist gut bekannt. Die gesammelten Erfahrungen der Mitglieder wird man gerne an Sie weitergeben. Oft bieten Selbsthilfegruppen auch Listen von Ärzten und Institutionen an, die häufig Fibromyalgiepatienten behandeln. Allerdings sind die Listen mit einer gewissen Zurückhaltung zu bewerten. Wer in eine solche Liste aufgenommen oder wieder gestrichen wird, ist manchmal von emotional gefärbten Einzelerfahrungen bestimmt.

Dr. Weiss Selbsthilfegruppen finden sich in Deutschland derzeit fast überall. Schwieriger ist es in der Schweiz und besonders in Österreich. Den Kontakt stellt man am leichtesten über die Zentralen der Selbsthilfeorganisationen her. Sie kennen die nächste Gruppe und können Ansprechpartner nennen. Falls die Gruppe dennoch zu weit weg sein sollte, kann man zumindest viele der drängenden Fragen telefonisch besprechen. Fast immer erhält man von den Gruppensprechern/leitern eine kompetente und mitfühlende Auskunft.

Sind Selbsthilfegruppen wirklich effektiv?

Sie empfehlen immer Selbsthilfegruppen. Ich war einmal und nie wieder bei so einer Gruppe. Dort saßen zehn Frauen, die den ganzen Abend nur gejammert und über die Ärzte geschimpft haben. Alle wollten nur schnell in Rente! Danach war ich total deprimiert und völlig hoffnungslos. Was soll denn an solchen Treffen gut sein?

Dr. Weiss In Selbsthilfegruppen treffen sich vor allem Menschen, die keine ausreichende Hilfe an anderer Stelle gefunden haben. Es ist verständlich, dass man dann die Gelegenheit wahrnimmt, sein Herz auszuschütten und vielleicht auch seinen Ärger loszuwerden. Findet man hier Zuhörer mit ähnlichen Erfahrungen, schafft dies Erleichterung. Beschränkt sich eine Gruppe hauptsächlich auf diese Art des Austauschs, werden jedoch viele wertvolle Möglichkeiten übergangen. Besonders die »Selbst-Hilfe« kommt dann zu kurz. Angesichts der großen Schwierigkeiten bezüglich einer effektiven Therapie der Fibromyalgie fehlt manchen Gruppen auch die Orientierung, welche Verfahren angewendet werden sollten.

Selbsthilfeprogramm Um in dieser Situation den Gruppen eine Hilfe anzubieten, wurde in mehrjähriger Arbeit ein detailliertes Programm entwickelt, das die Gruppen in Eigenregie nach einer Anleitungsphase durchführen können. Während zwölf wöchentlicher Treffen gibt es immer ein anderes Programm, das die Gruppenleiter einem Handbuch entnehmen können.

Was kann man über die Selbsthilfe hinaus tun?

Alle Ratschläge, die Sie in Ihren Büchern geschrieben haben, wurden von mir durchgeführt. Mir geht es zwar besser, aber noch nicht wirklich gut! Was kann man denn außerdem noch machen?

Dr. Weiss In den Büchern liegt der Schwerpunkt auf dem, was man zu Hause durchführen kann. Für die Fibromyalgiebehandlung sind Selbsthilfemaßnahmen unerlässlich. Dies ist nur der eine Teil einer umfassenden Therapie. Der zweite ist die Behandlung, die sich aus einzelnen Bausteinen zusammensetzt. Je nach Möglichkeiten und Einstellung wird sie jeder Arzt unterschiedlich gestalten. Ich setze derzeit vor allem auf Folgendes:

☐ Zu Beginn eine entspannende Wärmeanwendung, meist Infrarotkammer (siehe Seite 64) oder ein Aufenthalt in der warmen Sandliege (eventuell mit Musik); dann, falls erforderlich, sanfte Dehnungen, z. B. mit einem Extensionsgerät

☐ Unmittelbar danach einige Minuten Bewegung in der Kältekammer (siehe Seite 64f.); der Gegensatz von Wärme und Kälte hat sich besonders bewährt, die meisten Patienten verlassen die Kältekammer erfrischt und mit guter Stimmung

☐ Steigerung der muskulären Leistungsfähigkeit (je nach Belastbarkeit) auf dem Fahrradergometer; minimale Anforderungen und zusätzliche Sauerstoffgabe (Atemmaske) helfen Muskelkater und anschließende Schmerzen zu vermeiden

☐ Infusion mit homöopathischen und pflanzlichen Substanzen, vor allem wenn Ödeme vorhanden sind

Wichtige Elemente des Programms für Selbsthilfegruppen sind Entspannung, Dehnübungen, Gymnastik, Muskelaufbau, Ernährungsumstellung, Rücksichtnahme auf die eigene Person, Umgang mit Pflichten und Verantwortung, Einbeziehung der Partner u. v. m. In einer wissenschaftlichen Begleituntersuchung konnte die Wirksamkeit der Maßnahmen eindrucksvoll bestätigt werden. Dieses Programm und alle dazu nötigen Hilfsmittel werden in Zukunft für die Selbsthilfegruppen zugänglich sein.

77

Wie lange dauert die Therapie?

Langjährig chronifizierte Beschwerden zu lindern braucht Zeit. Wir planen die Therapie meist über drei Monate. Besonders bewährt hat sich ein intensiver Beginn, um die Teufelskreise zu überwinden. Meist kommen die Patienten die ersten zwei Wochen täglich, manche (die z. B. im Hotel wohnen) sogar zweimal am Tag. Danach vergrößern sich die Behandlungsabstände rasch. Je besser die Beschwerden werden, desto mehr Maßnahmen kann der Patient zu Hause durchführen.

Der Mehrzahl der Patienten hilft der genannte Therapieablauf gut oder sehr gut. Schmerzen, funktionelle Beschwerden, Stimmung und Allgemeinbefinden werden besser. Aber: Nicht allen Patienten kann gleich gut geholfen werden. Die Ergebnisse einer Studie über das Verfahren werden in Kürze vorliegen (u. a. im Internet).

☐ Neuraltherapie oder Akupunktur bei anhaltenden örtlichen Schmerzen
☐ Medikamentöse Behandlung (siehe Seite 56 und wie für den Einzelfall nötig)
☐ Psychotherapeutische Beratung und Tipps zum Umgang mit der Erkrankung
☐ Spezifische Krankengymnastik, falls verfügbar; andernfalls Dehnübungen, Gymnastik und Muskelaufbau mit Hilfe von speziellen Videokassetten (Bestellung siehe Seite 94).
☐ Konsequente Einhaltung der Selbsthilfe; das »Fibromyalgie-Programm« ist hierfür die Grundlage; meist bereitet die Umstellung der Ernährung anfangs die größte Mühe, der Aufwand lohnt sich aber, da er den besten Erfolg verspricht

Was tun, wenn es besser geht?

Mir geht es zum ersten Mal seit langer Zeit ziemlich gut. Ich habe kaum Schmerzen, kann nachts schlafen und fühle mich auch innerlich viel stabiler. Auf der einen Seite bin ich selig, dass die Schmerzen nachgelassen haben. Auf der anderen Seite fürchte ich mich schon vor dem nächsten Schub. Was kann ich tun, außer abzuwarten?

Dr. Weiss Fibromyalgie verläuft meist in Schüben oder Phasen. Vor allem in der feuchtkalten Jahreszeit sind die Beschwerden schlimmer. Nach einer Therapie oder bei angenehmer, warmer Witterung werden sie leichter. Aus Freude darüber überfordert man sich dann meist. So verständlich das ist, so schädlich ist es für den weiteren Heilungsverlauf.

So geht´s besser Sobald die Schmerzen nachlassen, sollte man schrittweise seine Fähigkeiten und Leistungsgrenzen erweitern: Spaziergänge oder Sport (in kleinen Stufen intensivieren), Gymnastik, Dehnübungen und morgens Wechselduschen machen, eventuell regelmäßig schwimmen oder ins Fitnessstudio gehen, auf gesunde Ernährung und genügend Schlaf achten sowie wohlwollend mit sich umgehen. Arbeit und Leistung sind nicht schädlich, wenn sie in einem ausgewogenen Verhältnis zu Ruhe und Entspannung stehen. Kurz: Man steigert systematisch das eigene Wohlbefinden und die Kondition.

Wie kommt man in die richtige Reha-Klinik?

Ich habe einen Arzt gefunden, der meine Probleme ernst nimmt und die Diagnose gestellt hat. Jetzt soll ein Kurantrag gestellt werden. Was kann ich tun, damit ich in eine geeignete Klinik gelange?

Dr. Weiss Fibromyalgie ist ein äußerst komplexes Krankheitsbild. Nicht jede Klinik kennt sich gleichermaßen gut damit aus. Es empfiehlt sich daher eine spezialisierte Klinik. Man sollte sich vorab informieren, welche Kliniken infrage kommen (Selbsthilfegruppen und das Internet können helfen). Auch aus den Unterlagen der Klinik lässt sich entnehmen, ob ein gesondertes Programm für Fibromyalgie durchgeführt wird. Es muss weiterhin geklärt werden, ob der Kostenträger (Krankenkasse, BfA, LVA) die gewünschte Institution unterstützt. Wenn der beantragende Arzt das ausgewählte Krankenhaus auf dem Reha-Antrag vorschlägt (»besonders geeignet ist Krankenhaus XY«), wird sich die Verwaltung im Allgemeinen an den Vorschlag halten.

Was bringt eine psychosomatische Kur?

Die BfA hat mich in eine psychosomatische Klinik geschickt. Dort hieß es, Fibromyalgie sei seelisch bedingt. Ich solle die Schmerzmittel absetzen und über die Schmerzen sprechen. Ich habe zwar alles mitgemacht, jetzt geht es mir aber viel schlechter als vorher.

Dr. Weiss Stehen seelische Beschwerden und Konflikte im Vordergrund, ist eine psychosomatische Kur sinnvoll. Viele Betroffene sehen das aber anders. Sie leiden vorwiegend unter körperlichen Beschwerden, vor allem Schmerzen. Seelisches

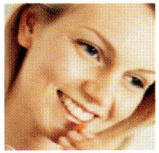

Info

Geht man mit sich wie beschrieben in den »guten« Phasen um, erhöht dies die vegetative Stabilität und die muskuläre Leistungsfähigkeit. So ist man viel besser auf die nächste Krisenzeit vorbereitet.

Ein Anruf bei der ausgewählten Reha-Klinik ist gleichfalls hilfreich: Wie lange sind die Wartezeiten, was kann man unternehmen, um dorthin zu gelangen?

Leid ist für sie Folge und nicht Ursache der Erkrankung. Manche Klinik wertet diese Sichtweise als inneren Widerstand gegen eine Behandlung. Es kommt zu Auseinandersetzungen über die Sichtweise, am Ende sind Ärzte und Patienten frustriert. In solchen Fällen ist es besser, in eine auf Fibromyalgie spezialisierte Klinik zu gehen, die integrierte Programme bietet. Physikalische Behandlungen, Krankengymnastik, Massagen, Sport und Medikamente werden in geeigneter Weise kombiniert ohne zu überfordern, und auch die Seele wird berücksichtigt.

Kann man eine Reha-Klinik ablehnen?

Der Leistungsträger für die Reha (z. B. LVA, BfA) hat die Pflicht, eine geeignete Klinik vorzuschlagen, die zur Behandlung geeignet ist. Wenn aber im Klinikprospekt Fibromyalgie nicht erwähnt ist, kann man an der Eignung zweifeln. In diesem Fall wird ein Widerspruch große Erfolgsaussichten haben, besonders wenn der Hausarzt nochmals ein entsprechendes Schreiben beifügt.

Was tun, wenn man Anwendungen nicht verträgt?

Nach langer Wartezeit kam ich endlich zur Kur. Leider ging man dort kaum auf die Diagnose »Fibromyalgie« ein. Noch schlimmer war, dass ich die Anwendungen nicht vertragen habe. Durch Massagen, Sport, Gymnastik usw. wurden die Beschwerden noch viel schlimmer. Niemand schien das zu verstehen. Warum ist das so?

Dr. Weiss Eine Kur (stationäre Reha) ist in vielen Fällen eine ausgezeichnete Möglichkeit, Fibromyalgie erfolgreich zu behandeln. Dies gilt vor allem dann, wenn am Wohnort Einrichtungen oder Ärzte fehlen, die sich mit Fibromyalgie besonders gut auskennen. Allerdings sind nicht alle Kurmaßnahmen gleichermaßen geeignet. Bei schweren Formen der Erkrankung ist die muskuläre Leistungs- und Belastungsfähigkeit so niedrig, dass bereits geringste Anforderungen z. B. Krankengymnastik oder Sport, zu lang anhaltenden Schmerzen, vor allem in den folgenden 24 Stunden führen. Normale Massagen können die Beschwerden ebenfalls erheblich verschlechtern. Diese Zusammenhänge sind in Kliniken, die auf Fibromyalgie spezialisiert sind, gut bekannt. Dort achtet man auf Gymnastik, die nicht überfordert, auf sanfte Massagen, langsamen Muskelaufbau und bietet spezielle Anwendungen, wie Kältekammer oder Gruppen für Fibromyalgiepatienten, an.

Ist eine Kur kurz vor der Rente sinnvoll?

Jahrelang habe ich vergeblich um eine Kur gekämpft. Schließlich habe ich resigniert und einen Rentenantrag gestellt. Plötzlich erhalte ich die Aufforderung, in Kur zu gehen, was mir die ganze Zeit verweigert wurde. Jetzt mag ich aber nicht mehr! Ich habe das Gefühl, das ist völlig unnütz und eine Alibiveranstaltung! Muss ich zur Kur?

Dr. Weiss Der Grundsatz, dass Reha vor Rente geht, macht viel Sinn. Wann immer möglich, sollte man versuchen, Krankheiten zu bessern, bevor Resignation und Rückzug eingesetzt haben. Leider sind die Mittel für die Reha begrenzt. Nicht immer gelingt es, ausreichend schnell und häufig dorthin zu gelangen. Manchmal werden Patienten erst nach einer Rentenantragsstellung zur Reha geschickt. Natürlich ist dies nicht immer der beste Zeitpunkt. Trotzdem: Späte Reha ist besser als gar keine! Falls man aber jetzt nicht mehr zur Kur bereit ist, ist man dazu nicht unbedingt verpflichtet. Man benötigt eine Bescheinigung des Arztes, dass eine Besserung bzw. Verhinderung der Verschlechterung sehr unwahrscheinlich ist.

Eine gute Reha-Maßnahme bringt vielen Patienten erstmals eine wesentliche Erleichterung, gibt Hoffnung und Kraft für den Alltag. Linderung ist also möglich! Es kommt danach darauf an, das Gelernte daheim umzusetzen, sonst verfliegt die Wirkung der Kur schneller als erwartet.

Was kann man gegen falsche Beurteilungen tun?

Drei Wochen war ich in einer Kurklinik. Im Entlassungsbericht stand, dass ich bei weitgehendem Wohlbefinden und voll arbeitsfähig entlassen wurde. Mir ging es aber gar nicht so gut. Was nun?

Dr. Weiss Es kommt vor, dass die Einschätzung im Entlassungsbericht nicht mit der des Patienten übereinstimmt. Es mag medizinische Gründe geben, die Ärzte bewegt, nicht mit dem Patienten übereinzustimmen. Auch muss man Ärzten zugute halten, dass sie in drei Wochen nicht immer einen tiefer gehenden Eindruck vom Patienten gewinnen können. Fühlt man sich falsch beurteilt, sollte man sich mit dem Hausarzt besprechen, der die Gesamtsituation meist besser einschätzen kann.

Außerdem muss man bedenken, dass dem Kostenträger der Kur Erfolge natürlich lieber sind als Misserfolge.

Juristische Fragen bei Fibromyalgie

Wenn die Krankheit nicht besser wird, beantragen viele Patienten eine vorzeitige Rente. Wie man dabei am besten vorgeht, was zu beachten ist, welche rechtlichen Voraussetzungen erfüllt werden müssen und welche Möglichkeiten auf Hilfe vom Staat es außer der Berentung für einen Fibromyalgiepatienten sonst noch gibt, erfahren Sie im folgenden Kapitel.

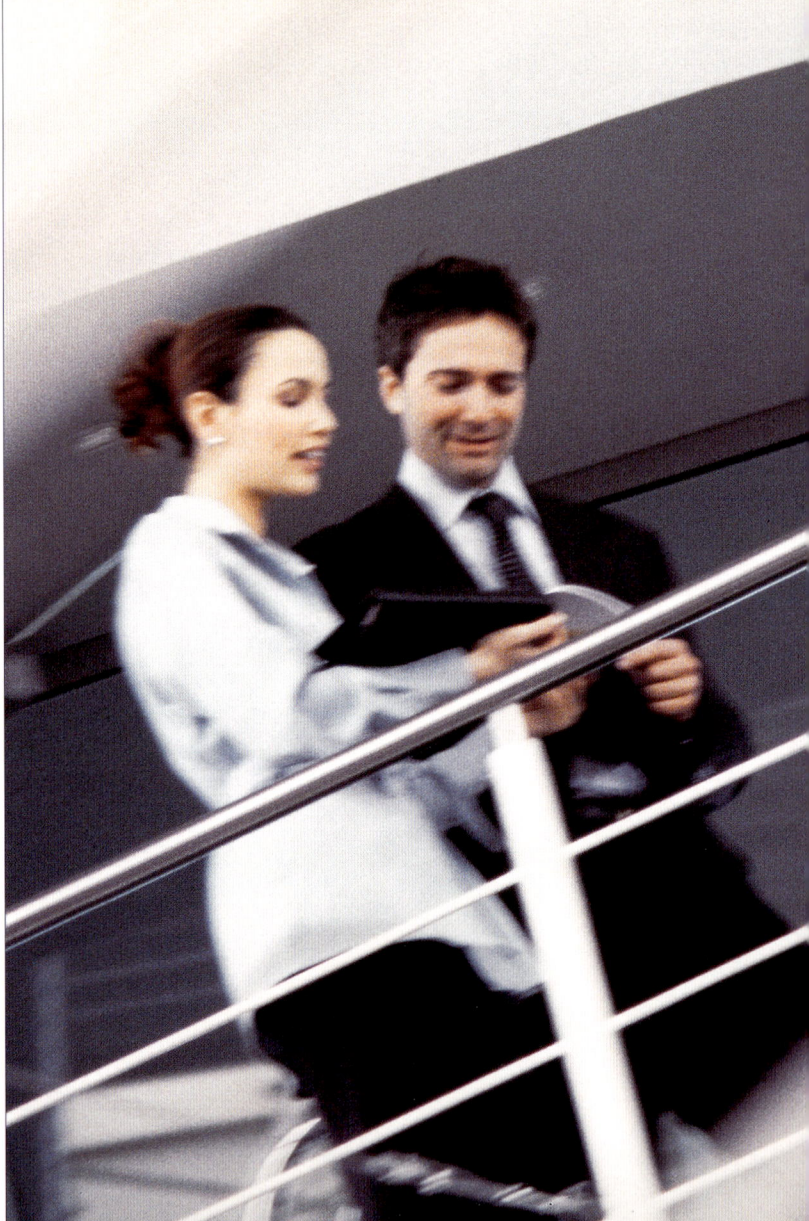

Basisinformationen zu den rechtlichen Belangen

Juristische Probleme bei Fibromyalgie treten im Allgemeinen dann auf, wenn die Krankheit weit fortgeschritten und therapeutische Hilfe nicht in Sicht ist. Die Patienten sind dann hoffnungslos und enttäuscht. Man sucht die Lösung nun im Rückzug aus den Verpflichtungen, da man das Gefühl hat, »ich kann nicht mehr«. Am Anfang steht die Arbeitsunfähigkeit, d. h. die »Krankschreibung«. Am Ende folgt der Rentenantrag, der Ausdruck von fehlgelaufenen Therapien, frustrierten Hoffnungen und einer allgemeinen Mutlosigkeit ist.

Widerspruch von Beschwerden und Befund

Das Hauptproblem beim Wunsch nach »Rente und Prozenten« sind die fehlenden Befunde bei Fibromyalgie. Schmerzen, funktionelle Beschwerden und die Beeinträchtigung der Stimmung lassen sich nicht so einfach messen wie der Blutdruck oder eine Arthrose. Der Widerspruch von ausgeprägten Beschwerden und unauffälligem Befund bringt Betroffene, Ärzte, Gutachter und Juristen gleichermaßen in Schwierigkeiten. Im Folgenden sollen nun die wichtigsten Begriffe und Verfahrensweisen dargestellt werden, die bei Fibromyalgie häufig zu Konflikten führen.

Auch ein Antrag auf Behinderung ist oft Ausdruck der jahrelangen Leiden. Er soll ein Ausgleich dafür sein. Zwar lindern die Prozente vom Versorgungsamt nicht die Schmerzen, vielen Patienten ist aber eine offizielle Anerkennung des Leidens wichtiger als die materiellen Vorteile, die sich daraus ergeben. Leidet man so massiv, hat man kaum Zweifel, mit Hilfe eines medizinischen Gutachtens zum gewünschten Ziel zu gelangen. Doch in aller Regel ist dies nicht so einfach.

Wie steht es mit Arbeitsunfähigkeit und Krankengeld?

Fibromyalgie macht oft so heftige Beschwerden und Abgeschlagenheit, dass vorübergehend nicht gearbeitet werden kann. Dann ist es sinnvoll, einige Tage zu Hause zu bleiben, um sich auszukurieren. Ist die Beeinträchtigung jedoch stärker, muss

Wie lange wird Krankengeld gezahlt?

Nach den ersten sechs Wochen mit Lohnfortzahlung gibt es von der Krankenkasse Krankengeld – bis zu 78 Wochen lang. Dieser Zeitraum beginnt mit dem ersten Tag der Erkrankung (einer bestimmten Krankheit) innerhalb eines Zeitraums von drei Jahren. Ist man drei Jahre lang wegen derselben Krankheit weniger als 78 Wochen krank, hat man erneut Anspruch auf 78 Wochen Krankengeld.

Antragsformulare für eine medizinische Rehabilitation sind beim Träger der Reha-Maßnahme (Krankenkassen, LVA, BfA) erhältlich. In den Vordruck für den Arzt trägt dieser die Art der Erkrankung, den Grund für die Reha sowie Vorschläge für eine Klinik (siehe Seite 79) ein.

man bedenken, dass die Beschwerden sich nicht allein auflösen. Reines Abwarten, wie bei einer Grippe, hilft bei Fibromyalgie meist nicht. Dann vergeht wertvolle Zeit, und der Arbeitgeber zahlt den Lohn nur sechs Wochen lang weiter.

Was kommt nach dem Krankengeld?

Immer wieder ist auch in dieser Phase keine Therapie erfolgreich. Dann empfiehlt sich Folgendes: Vier Wochen vor Ende des Krankengelds meldet man sich beim Arbeitsamt als arbeitslos, falls man in den letzten drei Jahren mindestens ein Jahr Beiträge zur Arbeitslosenversicherung gezahlt hat. Gleichzeitig verzichtet der Arzt auf weitere Arbeitsunfähigkeitsbescheinigungen. Das Arbeitsamt überprüft nun, welche Tätigkeit überhaupt noch ausgeübt werden kann. Kommt es zum Ergebnis, dass man länger als 15 Stunden dem Arbeitsmarkt zur Verfügung steht, zahlt es ein (eventuell gemindertes) Arbeitslosengeld. Ist dies nicht der Fall, sollte ein Rentenantrag gestellt werden. Das Arbeitsamt zahlt dann einen vorläufigen Betrag bis zur Rente.

Ist eine Rehabilitationsmaßnahme Pflicht?

Medizinisch In Deutschland gilt der Grundsatz, dass »Reha vor Rente« steht. Bevor jemand aus dem Berufsleben auszuscheiden droht, sollte daher alles Menschenmögliche getan werden, um eine Besserung zu erzielen oder eine Verschlechterung zu verhindern. Ist dies möglich, so besteht eine Mitwirkungspflicht des Versicherten zur medizinischen Rehabilitation.

Beruflich Aufgrund einer Behinderung kann auch eine berufliche Rehabilitation eingeleitet werden, falls die Berufsausübung erschwert oder unmöglich ist. Das Arbeitsamt kann dann eventuell Aus- und Weiterbildungen bezahlen. Infos dazu erhalten Sie vom Berater des Arbeitsamts. Um einen geeigneten Reha-Plan zu erstellen, kann auch der medizinische, psychologische oder technische Dienst beratend hinzugezogen werden.

Umschulung Manchmal ist das Verfahren langwierig, und nicht immer wird in Berufe mit »Arbeitsplatzgarantie« umgeschult. Das kann unangenehme Konsequenzen haben. Falls man noch zur Gruppe von Versicherten zählt, die Anspruch auf Berufsunfähigkeitsrente haben (siehe unten), verliert man den »Berufsschutz«, sobald man das Abschlusszeugnis nach erfolgreicher Umschulung in der Tasche hat. Man wird quasi in die Arbeitslosigkeit umgeschult! Vor einer beruflichen Reha sollte man daher die eigenen Fähigkeiten und Möglichkeiten genau prüfen. Gibt es andere Arbeitsformen, z. B. Teilzeitarbeit? Ist Selbstständigkeit möglich? Welche Tätigkeit ist sonst noch denkbar? Verlassen Sie sich nicht nur auf Versicherungsträger und Arbeitsamt, sondern werden Sie selbst kreativ!

Hat man ein Recht auf Rente?

Wenn wegen einer Krankheit die Berufs- oder Erwerbsfähigkeit nicht wiederhergestellt werden kann und die Rehabilitation nicht gelungen ist, wird in Deutschland grundsätzlich eine Rente bezahlt. Vor dem Stellen eines Rentenantrags sollte man überprüfen lassen, ob die Voraussetzungen (beispielsweise die Beitragszeiten) hierfür vorliegen und ob eine Rente wirklich wirtschaftlich sinnvoll ist. Ist die Rente nämlich einmal gewährt, werden andere Leistungen wie Kranken- oder Arbeitslosengeld eingestellt. Man kann dann nicht mehr von der Rente zurücktreten, nur weil man sich damit schlechter stellt.

Welche Rentenregelungen gelten zurzeit?

Erwerbsunfähig ist, wer mehr als sechs Monate gar nicht mehr oder nur geringfügig arbeiten kann. Rente kann auch zeitlich befristet sein. Die EU-Rente ist eine Vollrente und wird wie die Altersrente berechnet. Selbstständige können nicht erwerbsunfähig sein, außer sie geben die selbstständige Tätigkeit auf.

Die Teilnahme an allen Reha-Maßnahmen des Arbeitsamts ist freiwillig!

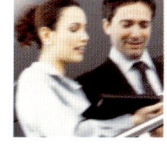

Tipp

Ein Rentenantrag dauert etwa sechs bis zehn Monate. Das sollte man bei seinen Überlegungen berücksichtigen, da in dieser Zeit möglicherweise der Anspruch auf bestimmte Sozialleistungen ausläuft. Am günstigsten ist es, Kontakt mit der zuständigen Auskunftsstelle der Rentenversicherung aufzunehmen und die mutmaßliche Rente berechnen zu lassen.

Bei der neuen Gesetzgebung bezieht sich die Erwerbsunfähigkeit auf den allgemeinen Arbeitsmarkt, wohingegen es bei der Berufsunfähigkeit um die Leistungsfähigkeit in der jeweiligen erlernten und zuletzt ausgeübten Tätigkeit geht.

Berufsunfähig ist, wer weniger als die Hälfte von dem arbeiten kann, was ein körperlich und geistig Gesunder mit ähnlicher Ausbildung und gleichwertigen Kenntnissen und Fähigkeiten leisten kann. Neben der Leistungsfähigkeit im erlernten Beruf muss auch die für einen vergleichbaren, zumutbaren Beruf ausgeschlossen bzw. auf weniger als die Hälfte gesunken sein. Es muss sich außerdem um einen Dauerzustand handeln (mindestens sechs Monate). Und auch hier kann Rente zeitlich befristet werden. Die Berufsunfähigkeitsrente beträgt zwei Drittel der Vollrente, da der Gesetzgeber davon ausgeht, dass noch ein Teil des Lebensunterhalts dazu verdient werden kann.

Neues Gesetz Die Unterscheidung zwischen Berufs- und Erwerbsunfähigkeit gilt nur für vor dem 2. Januar 1961 Geborene. Aber auch für sie gibt es eine Einschränkung: Statt zwei Drittel wird nur die Hälfte der Vollrente bezahlt. Für alle anderen gilt seit 02. Januar 2001 Folgendes: Eine Rente für Erwerbsminderung erhält man, sofern gewisse Bedingungen vorliegen:

☐ Bei einem Leistungsvermögen von unter drei Stunden erhält ein Versicherter die volle Erwerbsminderungsrente.

☐ Bei drei bis unter sechs Stunden Leistungsvermögen erhält man die halbe Erwerbsminderungsrente.

☐ Bei sechs und mehr Stunden Leistungsvermögen besteht kein Anspruch auf Erwerbsminderungsrente.

Wie hoch ist die Rente?

Es wird also nicht mehr nach der bisherigen Tätigkeit gefragt, sondern nur der allgemeine Arbeitsmarkt als Vergleich herangezogen. Ob Topmanager oder ungelernter Arbeiter, Selbstständiger oder abhängig Beschäftigter, alle werden gleich behandelt. Es spielt auch keine Rolle, welche andere Tätigkeit zumutbar ist.

Voll Die Höhe der Rente wegen voller Erwerbsminderung orientiert sich an der Altersrente. Wer viel in die Rentenversicherung einbezahlt hat, erhält eine höhere Rente. Allerdings wird die Rente für jeden Monat, für den sie vor Vollendung des 63. Lebensjahrs in Anspruch genommen wird, um 0,3 Prozent gekürzt. Die maximale Kürzung beträgt 10,8 Prozent.

Teilweise Die Höhe der Rente wegen teilweiser Erwerbsminderung beläuft sich auf 50 Prozent der Vollrente. Wer jedoch keinen Teilzeitarbeitsplatz entsprechend seines Leistungsvermögens (drei bis sechs Stunden) innehat, hat Anspruch auf die volle Erwerbsminderungsrente. Die Möglichkeiten des Hinzuverdienstes sind bei voller bzw. teilweiser Erwerbsminderung unterschiedlich geregelt und werden individuell berechnet. Grundsätzlich wird die Rente nur als Zeitrente maximal drei Jahre bewilligt. Erst nach mehreren Verlängerungen wird sie ab dem neunten Jahr in eine Dauerrente umgewandelt. Wenn eine Wiederherstellung der Gesundheit aus medizinischen Gründen unwahrscheinlich ist, kann eine Dauerrente von Anbeginn gegeben werden. Die Beweislast hierfür trägt der Versicherte.

Der Begriff »Erwerbsminderung« hat nichts mit dem früheren Begriff »Minderung der Erwerbsfähigkeit« (MdE – »Prozente«) im Schwerbehindertenrecht zu tun. Eine Schwerbehinderung hat keinen Einfluss auf die Gewährung einer Rente.

Wie wird ein Rentenantrag gestellt?

Der Rentenantrag wird beim zuständigen Rententräger (LVA, BfA, berufständischer Rententräger usw.) oder anderen Stellen gestellt. Zahlreiche Formulare müssen ausgefüllt werden, ärztliche Gutachten oder Atteste sind an dieser Stelle nicht nötig. Meist wird in den Formularen nach den behandelnden Ärzten gefragt. Von diesen wird dann je nach Fall vom Versicherer ein Formulargutachten oder ein längerer Befundbericht angefordert. Meistens benennt die Rentenversicherung noch einen Gutachter, der eine Untersuchung durchführt. Aufgrund dieser Unterlagen wird über den Rentenantrag entschieden. Falls er abgelehnt wird, kann Widerspruch innerhalb einer gewissen Frist eingelegt werden, der zu einer Widerspruchsstelle (aus Vertretern von Arbeitnehmern, Arbeitgebern und einem Vertreter des Versicherungsträgers zusammengesetzt) geht.

Klage gegen Entscheidung der Widerspruchsstelle

Bei einer Klage gegen den Widerspruchsbescheid sind Kläger (Patient) und Rentenversicherung gleichberechtigte Parteien. Dazwischen steht das Gericht. Es prüft die Unterlagen der Verwaltung und fordert in der Regel ein medizinisches Gutachten

Klage gegen Widerspruchsbescheid?

Falls man mit der Entscheidung der Widerspruchsstelle nicht einverstanden ist, kann man eine Klage schriftlich und binnen eines Monats beim Sozialgericht erheben. Hierbei besteht kein Anwaltszwang, obwohl es günstig ist, sich durch einen Anwalt (empfehlenswert: Fachanwalt für Sozialrecht), einen Sozialverband (z. B. VdK) oder eine Gewerkschaft vertreten zu lassen.

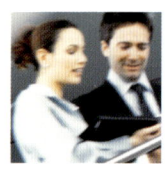

Tipp

Obwohl Prozesse vor dem Sozial- und dem Landessozialgericht kostenfrei sind, müssen die selbst verlangten Gutachten nach §109 SGG vom Versicherten bezahlt werden. Eine Rechtsschutzversicherung kann die Kosten übernehmen. Wenn sich durch das Gutachten entscheidende neue Aspekte ergeben, wird dieser Betrag im Nachhinein vom Gericht übernommen. Es ist während des gesamten Rechtsstreits jederzeit möglich, das Verfahren durch Vergleich zu beenden.

Hilfreich, d. h. aussagekräftig sind Atteste und Gutachten, wenn sie detailliert auf die konkreten Symptome und ihre Auswirkungen im Alltag eingehen (siehe dazu Kasten Seite 89f.).

ein. Dazu wählt es einen medizinischen Sachverständigen aus. Wenn der Versicherte jedoch den Eindruck gewinnt, die Beurteilung durch den oder die Sachverständigen ist unzutreffend oder unzureichend, hat er die Möglichkeit, einen Gutachter eigener Wahl zu benennen (§ 109). Weist das Sozialgericht die Klage ab, kann man in die Berufung vor das Landessozialgericht gehen. Gegen die Entscheidung dieser Instanz ist nur noch in Ausnahmefällen die Revision vor dem Bundessozialgericht in Kassel möglich.

Sind medizinische Atteste und Gutachten wichtig?

Entscheidende Bedeutung kommt in dem Verfahren der medizinischen Beurteilung zu. Das betrifft nicht nur das Gutachten im engeren Sinn, sondern auch die Atteste von Haus- oder Fachärzten. Gemeinsam liefern sie die Entscheidungsgrundlage für den Richter. Die Gerechtigkeit seiner Entscheidung steht und fällt mit der Qualität der medizinischen Beurteilungen. Sind diese nachlässig oder nichts sagend, wird der Richter kaum eine sachgerechte Entscheidung fällen können.

Auswirkungen auf den Alltag Grundsätzlich gilt, dass die Diagnose einer Krankheit bezüglich der Rentengewährung wenig bedeutet. Es kommt nicht auf die Art der Erkrankung an, sondern auf deren praktische Auswirkung im Alltag. Die meisten Krankheiten, bis hin zu Krebs, können geringe oder auch massive Beeinträchtigungen nach sich ziehen. Bezüglich der Fibromyalgie ergeben sich zusätzliche Schwierigkeiten, da diese Diagnose umstritten und schwer zu objektivieren ist.

Aussagekräftige Atteste Steht auf einem Attest des Hausarztes nur die Diagnose »Fibromyalgie«, kann das niemals die Grundlage für eine Rente sein. Wenn der Betroffene annimmt, der Richter müsse doch eine Vorstellung von dem Ausmaß der Beschwerden haben, wird er sich bei einer Ablehnung des Rentenantrags zutiefst missverstanden fühlen.

Wie sollte ein ausführlicher Bericht oder ein Gutachten aussehen?

Vorgeschichte

- Beginn der Schmerzerkrankung und Entwicklung der Beschwerden
- Art, Umfang und Erfolg der bisherigen medikamentösen, krankengymnastischen/physikalischen, stationären, rehabilitativen und psychotherapeutischen Behandlungen
- Mögliche eigene Anstrengungen oder Behandlungen durch Heilpraktiker, Häufigkeit des Arzt- oder Therapeutenwechsels
- Art, Umfang und Erfolg der gegenwärtigen Therapie (Medikamente, Krankengymnastik/Physikalische Maßnahmen, Psychotherapie usw.)
- Weitere Erkrankungen

Jetzige Beschwerden

- Schmerzen: Intensität der Schmerzen (Schmerzskalen); Ort der Schmerzen; Art der Schmerzen (brennend, bohrend, stechend, einschießend usw.); Häufigkeit der Schmerzen; Abhängigkeit der Schmerzen von äußeren Faktoren (Witterung, Jahreszeit, Tätigkeit, vor allem Berufstätigkeit)
- Funktionelle Beschwerden: z. B.: Schlafstörungen, Atembeschwerden, Herzrasen und Herzklopfen, Reizblase, Schmerzen bei der Periode, Taubheitsgefühle, Zittern, Kloßgefühl im Halsbereich, Magen-Darm-Störungen, Schwitzen, Frieren, Schwindel, Benommenheit, Ödeme, sexuelle Störungen
- Allgemeine Leistungsfähigkeit: z. B. Abgeschlagenheit, Müdigkeit, fehlende Erholung durch den nächtlichen Schlaf, Konzentrationsschwäche, Nachlassen der geistigen Leistungsfähigkeit
- Seelische Beschwerden: z. B. Depressionen, Ängste usw.

Auswirkungen der Beschwerden auf den Alltag

- Auf Arbeit, Tagesablauf, Haushalt, Freizeit, Hobbys, Urlaub, Autofahrten, Sport, Beziehungen, soziale Integration, Sexualität

Untersuchungbefunde

1. Allgemeiner körperlicher Befund

- Muskuloskeletärer Befund: Kraft; Bewegungseinschränkungen; Neutral-Null-Methode
- Hand- und Fußsohlenbeschwielung: Hinweise auf körperliche Aktivitäten
- Muskelummantelung der Extremitäten und Trainingszustand
- Anwesenheit von tender points

Wie sollte ein ausführlicher Bericht oder ein Gutachten aussehen?

2. Psychischer Befund

- Gegebenenfalls psychologische Tests

Zusatzbefunde

- Labor: Ausschluss entzündlicher Erkrankungen, Hormonbestimmungen usw.
- Funktionelle Untersuchungen: z.B. Schellong-Test, Ergometrie mit Laktatbestimmung usw. je nach Einzelfall und Möglichkeiten

Diagnosen nach ICD 10

- Also beispielsweise: »Fibromyalgiesyndrom (M79.0)«

Zusammenfassung

- Gegebenenfalls Stellungnahme und Zusammenfassung der wichtigsten Daten und eine kritische Würdigung über deren Auswirkungen auf Beruf und Alltag

Nimmt ein ärztlicher Bericht in dieser Weise Stellung, gibt dies einem Gericht eine fundierte Grundlage für eine Entscheidung. Wenn möglich, sollten Arzt und Patient gemeinsam an solchen qualifizierten Berichten mitwirken, die allerdings auch deutlich mehr Anstrengung erfordern.

Derzeit sind weitergehende Empfehlungen für Gutachter in Arbeit.

Kann Schwerbehinderung (GdB) geltend gemacht werden?

Körperliche, geistige oder seelische Funktionsbeeinträchtigungen, die mindestens sechs Monate anhalten, können gegenüber dem Versorgungsamt geltend gemacht werden. Es hat die Aufgabe, den Grad der Behinderung GdB festzustellen. Er wird in Zehnergraden gemessen (10, 20 usw. bis maximal 100). Ab einem GdB von 50 gilt die »Schwerbehinderung«. Wer mindestens eine Behinderung von 30 hat, kann einem Schwerbehinderten gleichgestellt werden, wenn er nur auf diese Weise einen bestimmten Arbeitsplatz erhalten oder bekommen kann. Auf Antrag erhalten Schwerbehinderte einen Ausweis.

Nach der Feststellung eines Behinderungsgrads erhält man keine Rente. Das Ziel ist der Ausgleich des »krankheitsbedingten Nachteils«. Je nach Behinderungsgrad bekommt man steuerliche Vorteile, vermehrten Kündigungsschutz sowie andere spezielle Vergünstigungen. Über die verschiedenen Ansprüche und Leistungen informieren die Versorgungsämter.

Wie wird ein Antrag auf GdB gestellt?

Der Antrag auf Feststellung der Schwerbehinderung wird beim örtlichen Versorgungsamt gestellt – formlos oder mit entsprechenden Formblättern. Hier kann man sich auch erkundigen, wie das übliche Verfahren vor Ort ist. Entweder kümmert man sich selbst um die nötigen Arztberichte und Unterlagen, oder das Versorgungsamt schreibt die entsprechenden Ärzte an. Dabei sollte man sich unbedingt die Situation der dort tätigen Ärzte vor Augen führen. Das Versorgungsamt entscheidet nach Aktenlage. Eine persönliche Untersuchung findet in der Regel nicht statt. Oft müssen eine Hand voll Mediziner Jahr für Jahr die Anträge von Zehntausenden von Kranken beurteilen. Es ist verständlich, dass es unter solchen Bedingungen schwer ist, in jedem Fall gerecht zu entscheiden.

Gesamt-GdB Das Versorgungsamt stellt aufgrund der Akten einen Grad der Behinderung in Zehner-Schritten fest. Falls mehrere Funktionsbeeinträchtigungen vorliegen, werden diese einzeln eingeschätzt und zum Schluss ein Gesamtgrad der Behinderung fixiert. Die einzelnen Grade werden aber nicht einfach zusammengezählt, man geht üblicherweise von der Krankheit mit dem höchsten Behinderungsgrad aus und überprüft dann, ob weitere Funktionsbeeinträchtigungen vorliegen, die einen GdB von 10 oder mehr bedingen. Sind die Erkrankungen in ihren Auswirkungen voneinander unabhängig, wird sich eine Erhöhung des Gesamt-GdB ergeben. Falls diese sich jedoch weitgehend in ihrer Auswirkung überschneiden, erhöhen selbst

Der Begriff »Grad der Behinderung« löste 1986 die Bezeichnung »Minderung der Erwerbsfähigkeit« (MdE) ab, da der Grad der Behinderung keineswegs zwangsläufig Auswirkungen im Arbeits- und Berufsleben hat.

Sind die Unterlagen entscheidend?

Die Qualität der Beurteilung hängt auch beim Antrag auf Schwerbehinderung entscheidend von den eingereichten Unterlagen und Attesten ab. Die genannten Kriterien für eine ärztliche Beurteilung gelten hier ebenso wie beim Rentenantrag. Eine differenzierte Beurteilung stellt jedoch einen hohen Aufwand dar, der dem behandelnden Arzt leider nur mit einem sehr geringen Betrag erstattet wird.

erhebliche Einschränkungen der Gesundheit den Gesamt-GdB nur wenig oder gar nicht. Ebenso erhöhen geringfügige Einschränkungen mit einem Einzel-GdB von 10 in der Regel nicht den Gesamt-GdB.

Wie wird die Fibromyalgie bewertet?

Fibromyalgie ist in den »Anhaltspunkten« (siehe Info) folgendermaßen angeführt: »Auch bei der Beurteilung von nicht entzündlichen Krankheiten der Weichteile (… so genanntes Fibromyalgie-Syndrom) kommt es auf Art und Ausmaß der jeweiligen Organbeteiligung sowie auf die Auswirkungen auf den Allgemeinzustand an.« Wesentlich für eine richtige Einschätzung ist also die Auswirkung auf den Allgemeinzustand, und dieser muss im Einzelfall dargelegt werden. Wird das versäumt und lediglich die Diagnose mitgeteilt, kommt das Versorgungsamt routinemäßig zu einer eher geringen Bewertung von 10 bis 20.

Vergleiche ziehen Möchte man, besonders im Streitfall, zu einer höheren Bewertung gelangen, muss neben einer differenzierten Bewertung der »Auswirkung auf den Alltag« ein Vergleich mit anderen Erkrankungen herangezogen werden, die in den »Anhaltspunkten« differenzierter und mit Prozentsätzen dargestellt sind. Folgende Erkrankungen sind dabei u.a. denkbar: Entzündlich-rheumatische Erkrankungen, Migräne, Gesichtsneuralgien (z.B. Trigeminusneuralgie), Neurosen und psychovegetative Beschwerden, Tinnitus (Ohrgeräusch), Lymphödem, chronische Darmstörung (irritabler Darm), Muskelerkrankungen. Teilweise kommen auch mehrere der genannten Störungen vor. Die Fibromyalgiebeschwerden können dann verglichen und somit in ihrem Schweregrad eingeschätzt werden.

Beispiel seelische Erkrankungen
☐ Leichtere psychovegetative oder psychische Störungen: 0 bis 20 GdB

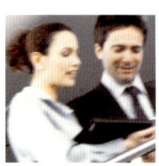

Info

Um den GdB festzustellen, gibt es ein Regelwerk, in dem die einzelnen Krankheiten aufgeführt und die jeweilige Behinderung bewertet wird (»Anhaltspunkte für die ärztliche Gutachtertätigkeit«). In einigen Bereichen gibt es sehr klare Bestimmungen: Z.B. wird der Verlust des Unterschenkels mit 50 eingestuft, in anderen Bereichen wird eine gewisse Spannweite angegeben: Sie kann von 10 bis 100 reichen.

☐ Stärker behindernde Störungen mit wesentlicher Einschränkung der Erlebnis- und Gestaltungsfähigkeit: 30 bis 40 GdB

☐ Schwere Störungen mit mittelgradigen sozialen Anpassungsschwierigkeiten: 50 bis 70 GdB

☐ Schwere Störungen mit schweren sozialen Anpassungsschwierigkeiten: 80 bis 100 GdB

Weiteres Beispiel Ein Ohrgeräusch (Tinnitus) kann je nach Ausprägung zwischen 10 bis über 50 eingeschätzt werden.

Wichtige psychische Verfassung Welcher Vergleich im Einzelfall herangezogen wird, hängt von der Einschätzung des begutachtenden Arztes und der Art der Erkrankung ab. Die psychischen Folgen und Begleiterscheinungen der Fibromyalgie sollten dabei nicht zu weit in den Hintergrund gestellt werden. Die Depressivität, die mit der Erkrankung einhergeht, ist oft ein wesentlicher Grund für einen höheren GdB.

Andere Diagnose Es kann auch sein, dass manchmal anstelle der Diagnose »Fibromyalgie« (M79.0 nach ICD 10) eher die Diagnose »anhaltende somatoforme Störung« bzw. »somatoforme Schmerzstörung« (F45.4 nach ICD 10) gestellt wird. Bei dieser Diagnose geht man davon aus, dass die Gründe für die Schmerzen im seelischen Bereich liegen.

Was ist ein Merkzeichen?

Neben einem GdB kann vom Versorgungsamt auch ein so genanntes Merkzeichen für Schwerbehinderte vergeben werden, das im Schwerbehindertenausweis eingetragen wird. Bei der Fibromyalgie kommt das Merkzeichen »G« infrage. Es bezeichnet eine »erhebliche Beeinträchtigung der Bewegungsfähigkeit im Straßenverkehr«. Die betroffenen Personen kommen mit diesem Merkzeichen in den Genuss von Steuervorteilen, unentgeldlichem Transport im öffentlichen Nahverkehr und einigen anderen Vergünstigungen.

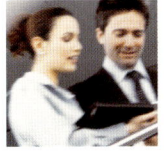

Tipp

Wenn man mit der Entscheidung des Versorgungsamts nicht einverstanden ist, kann man Widerspruch bzw. Klage einreichen. Der Rechtsweg entspricht dem Verfahren bei Rentenfragen. Außerdem kann man nach einer gewissen Frist einen erneuten Antrag wegen Verschlechterung der Beschwerden einreichen.

Als Kriterium für die Erteilung des Merkzeichens »G« gilt die Fähigkeit, zwei Kilometer in etwa einer halben Stunde zurückzulegen. Grundsätzlich erhält man das Merkzeichen, wenn die Behinderung der Beine oder der Lendenwirbelsäule 50 beträgt. Ist die Einschränkung durch Schmerzen oder Erschöpfung bedingt, muss das im Einzelfall sehr genau begründet werden.

Ist Rechtsschutz sinnvoll?

Die Durchsetzung von Ansprüchen kostet auch Geld. Zwar verlangt das Sozialgericht keine Gebühren, ein Rechtsanwalt jedoch sehr wohl, auch ein Gutachter (z. B. nach §109) kostet Geld (um 1000 Euro). Verschiedene Organisationen (Gewerkschaften, VdK) gewähren Rechtsschutz. Falls man dort nicht Mitglied ist, kann man eine Familien-Rechtsschutzversicherung abschließen. Diese übernimmt die Kosten, die ab dem Zeitpunkt der Klage vor Gericht entstehen. Die Versicherung sollte man aber nicht erst kurz vor der Auseinandersetzung abschließen. Versicherungen verlangen eine dreimonatige Wartezeit, bevor sie gegebenenfalls Anwalt oder Gutacher bezahlen.

Wo bekommt man weitere Infos?

Internet Umfangreiche Informationen über das Krankheitsbild, Adressen, Tipps, neueste Forschungsergebnisse und ein viel besuchtes Forum, in dem sich Betroffene täglich austauschen, finden Sie im Internet unter www.weiss.de.

Hotline Über die telefonische Hotline 06 21 / 122 17 06 können Sie zu allen Fragen dieses Buchs weitere Informationen erhalten. Ebenso sind über die Hotline Hinweise zu bewährten Rezepturen (z. B. bei Lymphstau) erhältlich.

E-Mail Bei Fragen können Sie auch eine E-Mail schicken an: info@weiss.de

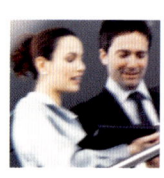

Tipp

Für das tägliche Training zu Hause sind vier Videokassetten mit Dehn- und Gymnastikübungen sowie ein Muskelaufbauprogramm erhältlich. Ebenso ist eine CD mit einem 5-Minuten-Entspannungsprogramm verfügbar. Aller Artikel sind über das Internet (www.weiss.de) oder die Hotline bestellbar.

Über den Autor

Dr. med. Thomas Weiss ist Facharzt für Allgemeinmedizin, Naturheilverfahren, Umweltmedizin, Psychiatrie und Psychotherapie mit einer Praxis in Mannheim. Er widmet sich vor allem der ganzheitlichen Behandlung chronisch kranker Patienten. Wenn Sie noch Fragen zum Thema »Fibromyalgie« haben, können Sie an den Autor schreiben: Dr. med. Thomas Weiss, 07, 7–8 (Planken), 68161 Mannheim

Danksagung

Elisabeth Redmer-Häussler, Elisabeth Lutz, Gerda Neuwirth, Wolfgang Hausotter und Hans Thiele haben wertvolle Anregungen gegeben – herzlichen Dank! Besonderer Dank gilt jedoch den Betroffenen und Patienten, die mir täglich helfen, neue Facetten der Erkrankung zu entdecken und manchmal auch zu verstehen.

Hinweis

Das vorliegende Buch ist sorgfältig erarbeitet worden. Dennoch erfolgen alle Angaben ohne Gewähr. Weder Autor noch Verlag können für eventuelle Nachteile oder Schäden, die aus den im Buch gemachten Hinweisen resultieren, eine Haftung übernehmen.

Literatur

Weiss, Dr. T.: Das Fibromyalgie-Programm. Südwest Verlag. 3. Auflage, München 2001
Weiss, Dr. T.: Familientherapie ohne Familie. Kösel Verlag. 5. Auflage, München 1996
Weiss, Dr. T.: Fibromyalgie – Schmerzen überall. Südwest Verlag. 7., komplett überarbeitete Auflage, München 2001
Weiss, Dr. T.: Krank im Schlaraffenland. Kösel Verlag. München 1994
Zittlau, Dr. J./Kriegisch, Dr. N.: Praxisbuch der gesunden Ernährung. Südwest Verlag. München 2000

Bildnachweis

Gettyone Stone, München: Titel (Peter Nicholson); Image Bank, München: 4 (David de Lossy), 8 (Donata Pizzi), 67 li. (Wayne H. Chasan); Photonica, Hamburg: 21 u. (Neo Vision), 42 li. (Attard); Premium, Düsseldorf: 28 (Nina Wolf); Stockmarket, Düsseldorf: 6 (Nancy Brown), 27 (Bill Milles), 67 mi. (Coo Jon Feingersh), 75 (Michael Keller); Südwest Verlag, München: 21 o. (Martina Urban), 48 (Roger Kausch); Zefa, Düsseldorf: 14 (M. Thomson), 37 (M. Kohn), 42 mi. (T. Hemmings), 42 re. (T. Hoening), 46 (Shoot), 53 (K+H Benser), 54 (M. Thomson), 60 (Boden/Ledingham), 67 re. (M. Väisäney), 82 (I. Boddenbey)

Impressum
Der Südwest Verlag ist ein Unternehmen der Econ Ullstein List Verlag GmbH & Co. KG, München. © 2001 Econ Ullstein List Verlag GmbH & Co. KG, München

Redaktionsleitung und medizinische Fachberatung: Dr. med. Christiane Lentz
Bildredaktion: Gabriele Feld
Produktion: Manfred Metzger (Leitung), Annette Aatz, Monika Köhler
Umschlagkonzept: Lohmüller Werbeagentur, Berlin
Umschlag: Reinhard Soll
Layout: Lohmüller Werbeagentur, Berlin
Druck: Color-Offset, München
Bindung: R. Oldenbourg, München

Printed in Germany

Gedruckt auf chlor- und säurearmem Papier

ISBN 3-517-06444-0